基层中医药适宜技术丛书

骨伤科常见病中医药适宜技术

刘 密 主编

中国中医药出版社
·北京·

图书在版编目（CIP）数据

骨伤科常见病中医药适宜技术 / 刘密主编 . —北京：
中国中医药出版社，2020.10
（基层中医药适宜技术丛书）
ISBN 978-7-5132-6411-2

Ⅰ.①骨…　Ⅱ.①刘…　Ⅲ.①中医伤科学—常见病—
诊疗　Ⅳ.① R274

中国版本图书馆 CIP 数据核字（2020）第 174115 号

中国中医药出版社出版
北京经济技术开发区科创十三街 31 号院二区 8 号楼
邮政编码　100176
传真　010-64405750
保定市西城胶印有限公司印刷
各地新华书店经销

开本 787×1092　1/16　印张 12.5　字数 185 千字
2020 年 10 月第 1 版　2020 年 10 月第 1 次印刷
书号　ISBN 978 – 7 – 5132 – 6411 – 2

定价　50.00 元
网址　www.cptcm.com

社 长 热 线　010-64405720
购 书 热 线　010-89535836
维 权 打 假　010-64405753

微信服务号　zgzyycbs
微商城网址　https://kdt.im/LIdUGr
官 方 微 博　http://e.weibo.com/cptcm
天猫旗舰店网址　https://zgzyycbs.tmall.com

如有印装质量问题请与本社出版部联系（010-64405510）

前　言

为贯彻落实《中共中央国务院关于促进中医药传承创新发展的意见》和《关于印发基层中医药服务能力提升工程"十三五"行动计划的通知》精神，适应基层中医药人员临床能力提升的需求，重点推广普及实用型适宜技术，中华中医药学会在广泛调研基础上，于2018年启动"继续教育＋适宜技术推广行动"，同时，策划了本套《基层中医药适宜技术丛书》（以下简称"丛书"）。

本套丛书分为《基层中医药适宜技术基本操作》《内科常见病中医药适宜技术》《外科常见病中医药适宜技术》《妇科常见病中医药适宜技术》《儿科常见病中医药适宜技术》《骨伤科常见病中医药适宜技术》《五官科常见病中医药适宜技术》7个分册。其中《基层中医药适宜技术基本操作》重点介绍适宜在基层医院、社区卫生服务站选用的技术方法，突出实用性、操作性。6个临床分册以病为纲，在每个常见病、多发病下，介绍适合该病且确有疗效的针刺、艾灸、推拿（含小儿推拿）、拔罐、刮痧、敷贴、耳穴、熏蒸等治疗方法。

丛书邀请全国中医药行业规划教材主编、中医药院所学科带头人及针灸、推拿、刮痧等领域知名专家执笔，在系统梳理基层常见病、多发病基础上，选择适合运用上述技术的病证，结合编写人员的临床经验编写而成。考虑到基层中医药人员学习面临的实际困难，各位主编还分别录制了与丛书配套的授课视频，希望能通过直观的教学方式，帮助有关人员学而能会，习而可用。

成都中医药大学原校长、国家重大基础研究"973"项目首席科学家、国家重点学科针灸推拿学学科带头人梁繁荣教授，中医药高等学校教学名师、湖南中医药大学常小荣教授，中医药高等学校教学名师、浙江中医药大学范炳华教授，从始至终参与本套丛书的策划、编写指导与授课工作，彰显出对中医药人才培养的责任担当和殷切希望。中国中医药出版社张燕编辑、中医古籍出版社王晓曼主任，承担本套丛书统筹和疾病概论编写工作。各分册主编兢兢业业，换位思考，将自己的临床经验融入丛书编写与内容讲授。在此，对以上专家、同人的努力，表示由衷的感谢！

筑牢基层中医药服务阵地，为基层医生、全科医生和乡村医生中医药知识与技能培训提供系统的知识读本，以信息化支撑中医药人才培养与服务体系建设。愿本套丛书作为中华中医药学会联系中医药工作者的切入点之一，为基层中医药人员的成长提供新的动力！

中华中医药学会

2020 年 7 月

《基层中医药适宜技术示教视频》介绍

为提升基层中医药人员临床能力，推广普及实用型适宜技术，中华中医药学会本着"面向基层，紧贴临床，注重实操，实用规范"的原则，组织中医药行业知名专家，录制了《基层中医药适宜技术示教视频》（以下简称"视频"），供基层中医药从业人员学习使用。

"视频"以《基层中医药适宜技术丛书》为大纲，分为基层中医药适宜技术基本操作及内、外、妇、儿、骨伤、五官各科常见病适宜技术，共7套，160余学时。其内容包括常用适宜技术基本操作示教、各科疾病概述及常见病适宜技术应用讲解与演示，使用方法如下：

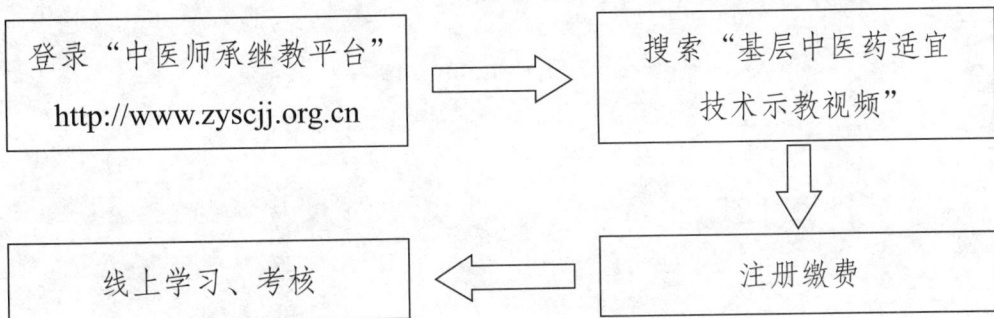

登录"中医师承继教平台" http://www.zyscjj.org.cn	→	搜索"基层中医药适宜技术示教视频"

线上学习、考核	←	注册缴费

联系客服，参加线下技术指导培训及实习，咨询电话：400 999 8882。

"扫一扫"

关注中医师承继教公众号联系客服

编写说明

为贯彻落实《中共中央国务院关于促进中医药传承创新发展的意见》，提升基层中医药人员临床能力，推广普及实用型适宜技术，2018年12月12—14日，由中华中医药学会主办、中国中医药出版社承办的基层适宜技术人才培养论证会暨培训教材编写会在北京西藏大厦召开。经过讨论，本次会议确定了《基层中医药适宜技术丛书》（以下简称"丛书"）纳入的病种和基层临床适宜的中医药技术。

中医药基层适宜技术是中医学的重要组成部分，以藏象、经络、阴阳五行等中医基本理论为指导，包括针刺、艾灸、推拿、刮痧、穴位敷贴、耳针等基层常用治疗疾病的方法。因其具有"简、便、效、廉"的特点，自古至今一直深受欢迎，为我国人民的健康做出了巨大贡献。限于编写人员的知识结构或思维定式，目前有关中医药基层适宜技术的书籍大多以技术操作或临床症状为纲，不利于融会贯通和整体比对。本套丛书从培养基层医务人员的中医思维出发，以疾病为纲，选择内科、外科、妇科、儿科、骨伤科和五官科常见病和多发病，在简要梳理疾病的病因病机和辨证分型基础上，重点介绍适宜不同病证的技术方法，便于基层临床医师根据病证具体情况、当下医疗条件等，因地、因时、因人制宜地施治，更具灵活性、参考性和实践性。

本书共5章，分别介绍颈肩部、胸腹部、上肢、下肢及其他病证的基层中医药适宜技术，涉及肩峰下滑囊炎、肩关节功能障碍、肩关节周围炎、肩胛提肌劳损、颈椎间盘突出症、落枕，胸廓出口综合征、胸椎小关节紊乱症、第3腰椎横突综合征、腰肌劳损、腰椎后关节滑膜嵌顿、腰椎滑脱症、腰椎间盘突出症，肱二头肌长头肌腱炎、肱骨髁上骨折、肱骨外上髁炎、桡尺近侧关节损伤、桡骨头半脱位、桡骨远端骨折（后遗症）、腕关节损伤、腕管综合征、桡骨茎突狭窄性腱鞘炎、旋后肌综合征、肘管综合征，髌骨软化症、髌下脂肪垫损伤、产后骶髂关节错缝、腓肠肌痉挛、股内收肌损伤、股二头肌损伤、半月板边缘损伤、股四头肌损伤、股外侧筋膜炎、腘肌损伤、跟痛症、踝部骨折（后遗症）、踝关节扭伤、膝关节半月板损伤、胫骨结节软骨病、梨状肌综合征、臀中肌综合征、膝关节侧副韧带损伤、坐骨结节滑囊炎、坐骨神经痛，以及骨关节炎、棘上韧带损伤、棘突骨膜炎、脊柱侧凸、特发性脊柱侧弯、腱鞘囊肿、强直性脊柱炎等50余种病证。

全书内容精练，实用性和操作性强，适宜基层医院、社区卫生服务站、村卫生室等基层临床工作者选读，也可供中医药适宜技术爱好者阅读参考。

本书编委会
2020 年 8 月

目 录

第 一 章

颈肩部病证

第一节　肩峰下滑囊炎

一、概述

肩峰下滑囊炎是指肩峰下滑囊的急、慢性损伤所致的炎性渗出性病变。该滑囊位于三角肌下面与冈上肌上面，分为肩峰下囊和三角肌下囊两部分。临床上以肩峰下肿胀、疼痛和关节活动功能受限为主要症状。若渗出液不能被完全吸收，日久则引起肩关节粘连，活动功能障碍。

二、适宜技术

【针刺】

1. 治法

疏通经络，消肿止痛。

2. 取穴

以局部穴位为主，配合循经远端取穴：肩井、肩髃、阿是穴、肩内陵、臂臑。

3. 操作

毫针常规刺。患者取侧卧位，患肩在上，取患侧肩阿是穴、臂臑、合谷，针刺用平补平泻法。

4.方义

肩井、肩髃、肩内陵、臂臑与阿是穴均为局部取穴，可疏通肩部经络气血，通经活血止痛。

【艾灸】

1.取穴

肩井、肩髃、肩髎、天宗、臂臑，以及肩峰下方与大结节之间阿是穴。

2.方法

肩井选用隔姜灸；肩髃、肩髎、天宗、臂臑、肩峰下方与大结节之间阿是穴可采用温和灸、雀啄灸或回旋灸。轻者每天 1 次，每穴 5～10 分钟；重者每日 2～3 次，每穴 5～10 分钟。

［按语］

1. 灸疗可以改善肩部疼痛及外展功能活动受限为主的病症。

2. 灸疗不适宜肩部红肿热痛等热性疾病患者。

3. 灸疗期间，宜多饮热开水，保持室内通风，少去公共场所。

【推拿】

1. 患者取坐位，术者站于患者患侧，以一手托起患肢手臂，另一手用㨰法施术于患肩外侧，重点在肩峰下及三角肌部位，时间 3～5 分钟。

2. 继上势，术者用按揉法在肩井、肩髃、肩髎、臂臑等穴施术，并在三角肌止点处做重点按揉，时间约 5 分钟。

3. 继上势，术者在患肩外侧、三角肌止点处用揉法施术，手法宜深沉。三角肌止点揉法时应将上肢举起，促使渗出液流向肩峰下滑囊，可明显减轻三角肌部位疼痛。时间 3～5 分钟。

4. 继上势，术者先用双手掌放置患肩前后做对掌搓揉操作，时间 2～3 分钟。然后用托肘摇肩法，牵抖上肢结束治疗。

NOTE

每次总治疗时间在 20 分钟以内，隔日治疗 1 次，5 次为 1 个疗程。

[按语]

1.急性期手法宜轻柔，可配合局部热敷，以促进炎症、水肿吸收；慢性期手法宜深透，应加强肩关节各方向的被动运动，防止关节粘连。

2.急性期应以制动休息为主，慢性期应坚持肩关节主动功能锻炼。

3.治疗期间患肩避免过度负重，注意局部保暖。

NOTE

第二节　肩关节功能障碍

一、概述

肩关节功能障碍是指由于各种原因引起的肩关节向一个或多个方向活动受限，或伴有肩部疼痛等症状的一种病症。临床多见于肩周炎、肩峰下滑囊炎、肩部外伤后期及肩关节骨折后遗症等。

二、病因

本病可发生在任何年龄段，可能与内分泌因素有关，但大部分患者与长期过度使用肩关节，致使肩部软组织慢性劳损有关。

三、适宜技术

【针刺】

1. 治法

通经活络，舒筋止痛。

2. 取穴

以局部穴位为主，配合循经远端取穴。

主穴：肩前、肩髃、肩髎、肩贞、阿是穴、曲池、阳陵泉。

NOTE

配穴：手阳明经证加合谷；手少阳经证加外关；手太阳经证加后溪；手太阴经证加列缺。

3. 操作

先刺远端穴，行针后鼓励患者运动肩关节；肩部穴位要求有强烈的针感，可加灸法、电针治疗。

4. 方义

肩髃、肩髎、肩贞，分别为手阳明经、手少阳经、手太阳经穴，加奇穴肩前和阿是穴，均为局部选穴，配远端曲池、阳陵泉，远近配穴，可疏通肩部经络气血，行气活血而止痛。

[按语]

1. 针刺治疗本病有较好的疗效，治疗越早疗效越好。但必须明确诊断，排除肩关节结核、肿瘤、骨折、脱臼等其他疾病，并与颈椎病、内脏病等引起的牵涉痛相区别。

2. 对组织产生粘连、肌肉萎缩者，应结合推拿治疗，以提高疗效。平时应进行适当的肩部功能练习，注意肩部保暖，避免风寒侵袭。

【艾灸】

1. 取穴

肩髃、肩髎、臂臑、肩贞、臑会、肩前、阿是穴。

2. 方法

肩髃、肩髎、臂臑、肩贞、臑会、肩前、阿是穴选用温和灸、雀啄灸或回旋灸。轻者每天 1 次，每穴 5 ～ 10 分钟；重者每日 2 ～ 3 次，每穴 5 ～ 10 分钟。

[按语]

1. 艾灸可以改善肩关节活动功能受限为主的病症。

2. 艾灸不适宜肩关节红肿热痛等热性疾病患者。

3. 艾灸期间，宜多饮热开水，保持室内通风，少去公共场所。

【推拿】

本病采用杠杆扳法推拿。

1. 患者取坐位，术者位于患者患侧，患者同向而立，术者前臂置于患者腋下，使肩关节呈外展约 30°，同时将另一手置于患者肘尖，使患者肘关节屈曲约 90° 于胸前。此时术者将置于患者腋下的前臂向上、向外抬拉，同时置于肘尖的手以一定的力量向患者胸前推进，至有明显阻力感时保持 30 秒再放松，继续按上法操作。反复操作 5 次。

2. 患者姿势同上，术者在患侧肩前部、肩外侧部和肩后部用㨰法，肩部压痛点用按揉法、弹拨法做重点操作，时间 5 ~ 7 分钟。

3. 患者姿势同上，术者用搓法在患侧肩关节做搓揉法操作，使肩部透热，时间 3 ~ 5 分钟。

4. 患者姿势同上，术者用摇法自前向后、自后向前摇转患者肩关节各 3 次，幅度以患者能忍受为度。最后以搓揉前臂、牵抖肩关节结束。

每次总治疗时间 20 分钟以内，隔日治疗 1 次，5 次为 1 个疗程。

[按语]

1. 做杠杆扳法及摇法操作时，必须在生理许可范围内进行。

2. 摇肩关节时其摇转的幅度应由小到大，不宜急于求成。

3. 注意肩部肌肉功能锻炼，如患肩做爬墙摸高、健手牵拉、扶助抬高等练习。

NOTE

第三节 肩关节周围炎

一、概述

肩关节周围炎简称"肩周炎"，系指肩关节囊及关节周围软组织因劳损、退变、风寒湿侵袭等因素所致的一种慢性非特异性炎症。临床上以肩关节周围疼痛、活动功能障碍、肌肉萎缩为主要特征。本病好发于中老年人，女性发病率高于男性，故有"五十肩"、肩凝证、肩关节粘连症、冻结肩之称。

二、适宜技术

【针刺】

1. 治法
通经活络，舒筋止痛。

2. 取穴
以局部穴位为主，配合循经远端取穴。

主穴：肩前、肩髃、肩髎、肩贞、阿是穴、曲池、阳陵泉。

配穴：手阳明经证加合谷；手少阳经证加外关；手太阳经证加后溪；手太阴经证加列缺。

3. 操作

先刺远端穴，行针后鼓励患者运动肩关节；肩部穴位要求有强烈的针感，可加灸法、电针治疗。

4. 方义

肩髃、肩髎、肩贞，分别为手阳明经、手少阳经、手太阳经穴，加奇穴肩前和阿是穴，均为局部选穴，配远端曲池、阳陵泉，远近配穴，可疏通肩部经络气血，行气活血而止痛。

［按语］

1. 针刺治疗本病有较好的疗效，治疗越早疗效越好。但必须明确诊断，排除肩关节结核、肿瘤、骨折、脱臼等其他疾病，并与颈椎病、内脏病等引起的牵涉痛相区别。

2. 对组织产生粘连、肌肉萎缩者，应结合推拿治疗，以提高疗效。平时应进行适当的肩部功能练习，注意肩部保暖，避免风寒侵袭。

【艾灸】

1. 取穴

肩髃、肩髎、肩贞、肩前、阿是穴。

2. 方法

肩髃、肩髎、肩贞、肩前、阿是穴选用温和灸、回旋灸、雀啄灸或隔姜灸。轻者每天 1 次，每穴 5～10 分钟；重者每日 2～3 次，每穴 5～10 分钟。

［按语］

1. 艾灸可以改善肩部疼痛及活动受限症状。

2. 艾灸不适宜肩关节红肿热痛等热性疾病患者。

3. 艾灸期间，宜多饮热开水，保持室内通风，少去公共场所。

NOTE

【推拿】

本病采用分部推拿法。

1. 分部滚法

患者取坐位，术者站于患侧，以一手托起患肢手臂，另一手用滚法在肩前部、三角肌，上臂至肘部往返治疗，同时配合患肢做外展、后伸和旋转活动。手法宜轻柔，时间 3 ～ 5 分钟。继上势，术者换一手托住患肢手臂，另一手在肩外侧、腋后部用滚法治疗，同时配合患肢做前屈、上举活动。手法宜轻柔，时间 3 ～ 5 分钟。

2. 分部点穴法

术者站于患侧，点穴肩内陵、肩髃、秉风、肩贞、臂臑等。手法宜深沉缓和，每穴约 1 分钟。继上势，术者将患肩抬至最大上举幅度，分别在肩前部、肱二头肌短头腱处和肩后部、大圆肌、小圆肌及冈下肌处，用按揉手法治疗，手法宜深沉缓和，时间约 3 分钟。

3. 肩关节杠杆扳法

患者取坐位，术者位于患者患侧与患者同向而立，术者前臂置于患者腋下，使肩关节呈外展约 30°，同时将另一手置于患者肘尖，使患者肘关节屈曲约 90° 于胸前。此时术者将置于患者腋下的前臂向上、向外抬拉，同时置于肘尖的手以一定的力量向患者胸前推进，至有明显阻力感时保持 30 秒再放松，继续按上法操作。反复操作 5 次。

4. 托肘摇肩法

操作时幅度应由小到大，顺时针、逆时针方向各 5 次，以起到松解粘连的作用。

5. 拿擦肩部法

术者站于患侧后方，提拿肩井穴、肩三角肌部，时间约 3 分钟。再在肩关节周围施擦法，以透热为度。

6. 搓抖肩法

术者站于患侧，从肩关节至前臂用搓法往返 3 ～ 5 次。患肩外展约 60° 做抖肩法，时间 1 ～ 2 分钟，以起到舒筋活络的作用。

每次总治疗时间 20 分钟左右，隔日治疗 1 次，5 次为 1 个疗程。

［按语］

1. 注意肩部保暖，避免风寒刺激。

2. 初期患肩应减少活动量，以免炎性渗出增多。

3. 中、后期患肩应主动进行功能锻炼。

【刮痧】

1. 治法

疏散风寒、通经活络、活血止痛，取足少阳胆经、督脉、足太阳经为主，以泻刮为主。

2. 处方与操作

泻刮足少阳胆经风池穴经肩井穴至肩峰的循行线、督脉后发际至大椎穴的循行线、足太阳膀胱经第 1 侧线大杼穴至肺俞穴的循行线，均要求出痧；角揉天宗穴；角揉肩髃、肩贞、臂臑、阳陵泉、条口、至阴等穴。

太阴经证者，加泻刮手太阴肺经云门穴至尺泽穴的循行线，不必强求出痧，角揉尺泽、阴陵泉穴；阳明、少阳经证者，加泻刮手阳明大肠经肩髃穴至曲池穴的循行线、手少阳三焦经臑会穴至天井穴的循行线，均不必强求出痧；角揉手三里、外关穴；太阳经证者，加泻刮手太阳小肠经臑俞穴至小海穴的循行线，不必强求出痧，角揉后溪、大杼、昆仑等穴。

NOTE

[按语]

1.刮痧治疗肩关节周围炎以早期、发展期疗效最为显著,即时止痛作用明显。恢复期出现肌肉萎缩、粘连严重,除用刮痧疗法治疗外,应配合针灸推拿治疗,以解除粘连,舒筋通络,增加疗效。

2.刮痧后饮用 300 ～ 400mL 温开水。

3.间隔 5 ～ 6 日刮痧 1 次,连续 4 次为 1 个疗程,休息 2 周后再开始第 2 个疗程,应坚持治疗 2 ～ 3 个疗程。

【耳针】

1. 取穴

主穴:肩、锁骨、神门、肾上腺。

配穴:肾、肝、脾、皮质下、内分泌。

2. 方法

(1)毫针法:每次选 3 ～ 5 个穴位,用 75% 乙醇消毒耳郭相应部位,在选好穴位处捻入或插入进针,每隔 10 ～ 15 分钟行针 1 次,留针 20 ～ 30 分钟,每日或隔日 1 次,5 ～ 7 天为 1 个疗程。除肾穴用补法外,其余各穴皆用强刺激泻法(正虚邪恋者,手法要轻),边刺激边嘱患者活动患肢。出针时迅速将毫针拔出,用消毒干棉球轻压针孔片刻,以防出血。疼痛放射至前臂者,肩穴可透刺肘穴。

(2)压籽法:每次取一侧耳穴,两耳交替使用。耳郭常规消毒后,用中药王不留行籽贴压在所选穴位上,边贴边按压,贴紧固定,并嘱患者每日按压耳穴 3 ～ 5 次,以加强刺激。隔日换贴 1 次,5 次为 1 个疗程。如对胶布过敏,及时取下,以免造成耳部水肿。

(3)刺血法:每次取一侧耳穴,左右耳交替进行,按摩耳郭使其充血后,以 75% 乙醇做常规消毒,用注射针头点刺耳尖、耳背静脉及肩,每隔 3 天治疗 1 次,每个穴位出血量为 10 ～ 20 滴。

【熏蒸】

1. 方法一

药物组成：红花 15g，黄芪 20g，羌活 15g，当归 15g，鸡血藤 30g，连钱草 50g，制川乌 15g，制草乌 15g，威灵仙 15g，附片 15g，秦艽 20g，独活 15g，木瓜 15g，藁本 30g。

操作：将药材放置于熏蒸床盒子内用水浸泡，常规熏蒸床消毒、铺巾，取下熏蒸部位床垫拼块，露出熏蒸窗口，患者取侧卧或仰卧位，暴露患肩关节外覆盖薄布，再启动熏蒸床，让蒸汽对准肩关节，每次熏蒸 20～30 分钟，每天 1 次，连续熏蒸 15 天。

2. 方法二

药物组成：独活 20g，牛膝 15g，乳香 10g，桑寄生 20g，桂枝 15g，红花 10g，赤芍 15g，没药 10g，桃仁 10g，艾叶 15g。

操作：患者取坐位，采用中药熏蒸仪熏蒸。每日 1 剂，将煎煮成 600mL 的一袋药加入开水稀释成 1200mL 倒入治疗仪药槽内，接通电源，将治疗仪喷气口对准裸露的患肩熏蒸，保持距离为 25cm。每次 30 分钟。每日 1 次，1 个疗程为 10 天，休息 3 天后进入下一个疗程。

NOTE

第四节　肩胛提肌劳损

一、概述

肩胛提肌劳损是指由于长期低头伏案及局部受风寒湿邪引起，以肩胛提肌痉挛和疼痛为主要症状的一种颈肩部软组织损伤。

二、适宜技术

【针刺】

1. 治法

祛风除湿，通络止痛。

2. 取穴

以局部取穴为主。阿是穴、风池、天宗、肩中俞。

3. 操作

毫针常规刺。行针手法以捻转泻法为主。

4. 方义

风池为足少阳胆经经穴，祛风通络；天宗、肩中俞为手太阳小肠经穴，属于局部取穴，可疏通局部经络气血。

【艾灸】

1. 取穴

风池、风门、肩外俞、曲垣、肩井。

2. 方法

风池选用温和灸，肩井、风门、肩外俞、曲垣选择隔姜灸或温灸盒灸。轻者每天 1 次，每穴 5～10 分钟；重者每日 2～3 次，每穴 5～10 分钟。

[按语]

1. 艾灸可以改善肩背部酸痛、颈部活动受限等症状。

2. 艾灸不适宜肩关节红肿热痛等热性疾病患者。

3. 艾灸期间，宜多饮热开水，保持室内通风，少去公共场所。

【推拿】

本病采用颈椎整复配合按揉法推拿。

1. 按揉颈项部

患者取仰卧位或坐位，精神放松，自然呼吸。术者站在其头侧或侧后方，在后项部涂上冬青膏，沿督脉及患侧华佗夹脊穴做上下往返的按揉。患侧肩胛提肌起止点为重点按揉部位。时间约 5 分钟。

2. 颈椎整复法

患者取坐位，术者一手托住其后枕部，另一手托住下颏部，将头转向左侧或右侧，至最大幅度时，托后枕部手的拇指侧按上颈段（C1～C3）后关节痛点部位，做快速的扭转扳动，左右各 1 次。

3. 摩擦颈项部

术者用双手在后项部做交替性上下往返的横向摩擦，以肩胛提肌走行线为重点，以局部有明显热感为宜。时间 2～3 分钟。

每次总治疗时间 20 分钟以内，每日治疗 1 次，5 次为 1 个疗程。

NOTE

［按语］

1.此法须在明确诊断、严格掌握排除标准的情况下操作,以防意外。

2.扳法操作时要遵循稳、准、巧、快原则,在扳法操作前在颈项部进行按揉,可缓解局部症状以期提高疗效。

3.注意颈肩部保暖,减少长时间低头工作,可减少发作次数,减轻发作程度,缩短症状周期。

【拔罐】

本病多采用刺络拔罐法,取痛点刺络,加玻璃罐吸附,留罐5分钟。

第五节 颈椎间盘突出症

一、概述

颈椎间盘突出症多由外界因素作用于已退化和变性的颈椎间盘，导致颈椎间盘的纤维环部分或完全破裂，髓核经破裂处突出或脱出至椎管内，压迫相邻的脊神经根、脊髓而引起一系列临床症状。以颈项部疼痛、活动受限，肩背部酸痛、上肢放射性麻木胀痛等为主要表现，严重者可出现颈项部及患侧上肢感觉异常。

二、适宜技术

【针刺】

1. 治法

舒筋骨，通经络。

2. 取穴

以局部穴位及手足太阳经穴为主。

主穴：颈夹脊、阿是穴、天柱、后溪、申脉。

配穴：督脉、足太阳经证配风府、昆仑；手太阳经证加小海、少泽；手阳明经证配肩髃、曲池、合谷。

NOTE

3. 操作

毫针泻法或平补平泻。颈夹脊针刺时强调针感传至患侧肩背、前臂。

4. 方义

颈夹脊、阿是穴、天柱为局部选穴，可疏调颈部气血，舒筋骨，通经络；后溪、申脉分属手足太阳经，且均为八脉交会穴，后溪通督脉，申脉通阳跷脉，两穴上下相配，功在疏导颈项、肩胛部气血。

> ［按语］
>
> 　　1. 针刺治疗本病可明显改善症状，宜配合牵引、按摩、外敷治疗。
>
> 　　2. 长期伏案或低头工作者要注意颈部保健，工作1小时后要活动颈部，或自我按摩局部，放松颈部肌肉。平时应注意正确睡眠姿势，枕头高低要适中，同时注意颈部保暖，避免风寒之邪侵袭。

【艾灸】

1. 取穴

颈夹脊、阿是穴、天柱、后溪、申脉。

2. 方法

颈夹脊、阿是穴、天柱选择温和灸，后溪、申脉选择雀啄灸或回旋灸。轻者每天1次，每穴5~10分钟；重者每日2~3次，每穴5~10分钟。

> ［按语］
>
> 1. 艾灸可以改善颈背部僵硬活动受限、头晕、手麻等症状。
>
> 2. 艾灸不适宜血压过高导致头晕症状患者。
>
> 3. 艾灸期间，宜多饮热开水，保持室内通风，少去公共场所。

NOTE

【推拿】

推拿治疗的关键在于遵循"症因相关"思维，根据临床症状和影像学检查，明确诊断，并以病变相应节段为治疗重点部位，根据具体临床症状正确选用五线五区十三穴推拿法。

1. 推揉五线

患者取坐位，术者立于其侧后方，以一指禅推法、按揉法在项后线（督脉颈段）、椎旁线（华佗夹脊穴，左右各一线）、颈旁线（乳突至颈臂穴连线，左右各一线）上操作，以放松其颈项部肌肉，时间 3～5 分钟。

2. 按五区

术者用㨰法在肩胛带区（冈上肌区域，左右各一区）、肩胛背区（冈下肌区域，左右各一区）、肩胛间区（两肩胛骨内侧缘之间区域）操作，时间 3～5 分钟。

3. 点按十三穴

取风府、风池（双）、肩井（双）、颈臂（双）、颈根（双）、肩外俞（双）、天宗（双），用点按法在以上穴位依次操作，也可根据患者症状所牵涉的部位进行选择性操作，每穴时间 1 分钟。

4. 辨证施术

对有上肢疼痛麻木者，根据痛麻部位按以下定位操作。

（1）前臂及拇指根部有放射性痛麻者，在同侧 C5～C6 椎间隙用按揉法或一指禅推法操作，时间 2～3 分钟。

（2）拇、示、中指及环指桡侧半三个半指有放射性痛麻者，在同侧 C6～C7 椎间隙用按揉法或一指禅推法操作，时间 2～3 分钟。

（3）小指及环指尺侧半一个半指有放射性痛麻者，在同侧 C7～T1 椎间隙用按揉法或一指禅推法操作，时间 2～3 分钟。

5. 有颈椎后关节紊乱者

以旋转提颈法整复颈椎紊乱，患者取坐位，低头 10°～15°，术者站在其侧后方，一手拇指按住相应后关节压痛点处，另一手托住患者下

NOTE

颌部。先将受术者头部向左右方向摇动，待其放松后，旋转至有阻力时，做一个瞬间快速的小幅度旋转提拉动作，使其归位。

6.继上势，术者将患者颈部托起，边拔伸，边做自颈根部向后枕部发际的理筋手法，左右各 5～8 遍，再擦颈部，以透热为度。

每次总治疗时间 20 分钟，每日治疗 1 次，5 次为 1 个疗程。

> [按语]
>
> 1.做整复手法时，动作应缓慢，切勿使用暴力、蛮力，以免发生意外。
>
> 2.对于颈椎间盘突出压迫脊髓并出现相应临床症状者，禁用扳法。推拿治疗效果不佳或症状进行性加重者，应考虑手术治疗。
>
> 3.本病可配合颈椎牵引治疗，重量为 3～5kg，时间 20～30 分钟。
>
> 4.对于颈椎生理曲度变直、消失甚至反弓者，建议睡眠时枕头垫在颈项部；颈椎生理曲度过大者，建议睡眠时枕头垫在头后部；侧卧时枕头高度宜与一侧肩膀高度相当，使颈椎保持水平位。
>
> 5.明确诊断十分重要，注意与颈椎病、肩关节周围炎、落枕等病相鉴别。

【拔罐】

本病可采用刺络拔罐法，取大椎、颈夹脊、天柱、肩井、阿是穴。皮肤针叩刺使皮肤发红且少量出血，然后留罐 15 分钟。

【敷贴】

药物组成：透骨草、伸筋草、千年健、威灵仙、路路通、荆芥、防风、防己、附子、桂枝、羌活、独活、麻黄、红花各 30g。

操作：上药共研为细末，分别装入长布袋中，每袋 150g。水煎 20～30 分钟，取出稍凉后热敷颈肩疼痛处。每日 1 次，2 个月为 1 个疗程。一般用药 2～3 个疗程可显效。

NOTE

【耳针】

1. 取穴

颈椎、肾、神门、交感、皮质下。

2. 方法

（1）毫针法：每次选 3 ～ 5 个穴位，用 75% 乙醇消毒耳郭相应部位，在所选穴位处捻入或插入进针，每隔 10 ～ 15 分钟行针 1 次，留针 20 ～ 30 分钟，每日或隔日 1 次，5 ～ 7 天为 1 个疗程。出针时迅速将毫针拔出，用消毒干棉球轻压针孔片刻，以防出血。

（2）埋针法：常规消毒，把揿针或皮内针刺入上述耳穴，胶布固定。每次针刺一侧耳穴，隔 2 ～ 4 天换针另一侧耳穴，10 次为 1 个疗程。埋针期间不可将埋针处弄湿以防感染，若洗头洗澡应先将揿针取出后再洗。疗程间休息 7 天。

（3）压籽法：每次取一侧耳穴，两耳交替使用。耳郭常规消毒后，按操作常规，用中药王不留行籽贴压在所选穴位上，边贴边按压，贴紧固定，并嘱患者每日按压耳穴 3 ～ 5 次，以加强刺激。隔日换贴 1 次，5 次为 1 个疗程。如对胶布过敏，及时取下，以免造成耳部水肿。

（4）刺血法：每次取一侧耳穴，左右耳交替进行，按摩耳郭使其充血后，以 75% 乙醇做常规消毒，用注射针头点刺耳尖、颈、轮 4，每隔 3 天治疗 1 次，每个穴位出血量为 10 ～ 20 滴。

【刮痧】

1. 治法

祛风散寒、舒筋活络止痛。取足少阳经、督脉、足太阳经为主，以泻刮为主。

2. 处方与操作

泻刮足少阳胆风池穴经肩井穴至肩峰的循行线、督脉后发际经大椎穴至命门穴的循行线、足太阳膀胱经第 1 侧线大杼穴至肾俞穴的循行线，均要求出痧；泻刮脊柱两侧夹脊穴至皮肤微红；角揉后溪、天宗、

NOTE

肩井穴。

[按语]

1.刮痧治疗颈椎间盘突出症有较好的疗效，即时止痛作用非常明显，患者可配合按摩、牵引治疗。

2.刮痧后饮用 300～400mL 温开水。

3.间隔 3～6 日刮痧 1 次，连续 4 次为 1 个疗程，休息 2 周后再开始第 2 个疗程，应坚持治疗 2～3 个疗程。

【熏蒸】

1.方法一

药物组成：葛根 40g，制川乌 15g，制草乌 15g，桂枝 15g，威灵仙 30g，鸡血藤 30g，细辛 10g，制乳香 30g，制没药 30g，桃仁 20g，红花 20g，透骨草 30g，赤芍 20g，当归 30g，川芎 30g，桑枝 20g。

操作：上药装入纱布袋中，冷水浸泡 1 小时。加水 2000mL 煎煮，取汁 1500mL 作为熏蒸药液。患者取仰卧位，暴露颈部皮肤，调整仪器熏蒸窗位置，使熏蒸药气正对颈部皮肤处，上覆衣被使之封闭，每次时间为 30 分钟。温度在 45～55℃，以患者耐受为准。治疗时控制熏蒸温度，防止皮肤灼伤；预防过敏反应。治疗后注意保暖，谨防受风着凉。10 天为 1 个疗程，1 个疗程更换 1 次药物。

2.方法二

药物组成：制川乌 15g，制草乌 15g，透骨草 30g，伸筋草 30g，红花 15g，姜黄 20g，刘寄奴 20g。

操作：患者取仰卧位，平卧于熏蒸治疗床上，暴露颈后，患者正对熏蒸孔，熏蒸管近出口处放有上述中药组方的酒精浸出液，熏蒸温度为 45～50℃，熏蒸时间为 40 分钟。每日 1 次。

第六节　落　枕

一、概述

落枕，古称失枕，是颈部软组织常见的损伤之一，好发于青壮年，以冬春季多见。

落枕病程较短，1周左右即可痊愈，及时治疗可缩短病程，不经治疗者也有可能自愈，但容易复发。

二、病因

本病多由于睡眠时枕头高低或睡眠姿势不当，以致入睡前虽无任何症状，但晨起后即感到项背部酸痛、颈项僵直、活动受限，似身虽起而颈尚留落于枕，故名落枕。这说明本病与睡枕及睡姿有密切关系。

三、适宜技术

【针刺】

1.治法

调气活血，舒筋通络。以局部阿是穴及手太阳、足少阳经穴为主。

NOTE

2. 取穴

落枕穴、阿是穴、肩井、后溪、悬钟。

3. 操作

毫针泻法。先刺远端穴落枕、后溪、悬钟，持续捻转，嘱患者慢慢活动颈项，一般疼痛可立即缓解。再针局部的腧穴，可加艾灸。

4. 方义

落枕穴是治疗本病的经验穴。手太阳、足少阳循行于颈项侧部，后溪、悬钟分属两经腧穴，与局部阿是穴合用，远近相配，可疏调颈项部经络气血，舒筋通络止痛。

[按语]

1. 针刺治疗本病疗效极好，常立即取效，针后可配合推拿和热敷。

2. 睡眠时应注意枕头的高低要适度，避免风寒。

3. 中老年人反复出现落枕时，应考虑颈椎病。

【艾灸】

1. 取穴

风池、天柱、大椎、肩中俞、大杼、阿是穴。

2. 方法

风池、天柱可以选择温和灸；大椎、肩中俞、大杼、阿是穴选用隔姜灸。轻者每天 1 次，每穴 5～10 分钟；重者每日 2～3 次，每穴 5～10 分钟。

[按语]

1. 艾灸是治疗落枕的有效方法，应尽早治疗以利于病情康复。

2. 艾灸可以改善落枕所引起的颈项部疼痛和僵硬等不适。

NOTE

3.应选择合适的寝具，不可过高或过硬，夜卧时注意颈项部保暖。

4.艾灸期间，应避免头颈部受凉。

【推拿】

本病采用五线五区十三穴推拿法。

1. 推揉五线：患者取坐位，术者立于其侧后方，以一指禅推法、按揉法在项后线（督脉颈段）、椎旁线（华佗夹脊穴，左右各一线）、颈旁线（乳突至颈臂穴连线，左右各一线）上操作，以放松其颈项部肌肉，时间 3～5 分钟。

2. 揉按五区：术者用滚法或按揉法在肩胛带区（冈上肌区域，左右各一区）、肩胛背区（冈下肌区域，左右各一区）、肩胛间区（两肩胛骨内侧缘之间区域）操作，时间 3～5 分钟。

3. 点按十三穴：取风府、风池（双）、肩井（双）、颈臂（双）、颈根（双）、肩外俞（双）、天宗（双），用点按法在以上穴位依次操作，也可根据患者症状所牵涉的部位进行选择性操作，每穴时间 1 分钟。

4. 继上势，医者根据压痛点及肌痉挛部位，分别在痉挛肌肉的起止点及肌腹部用按揉法、捏拿法、弹拨法操作，时间约 3 分钟，以解痉止痛。

5. 继上势，做旋转提颈法操作。对颈椎后关节有侧偏、压痛者，在颈部微前屈的状态下，术者以一手拇指按于压痛点处，另一手托住其下颌部，做向患侧的旋转至有一定阻力时，向上提升颈椎，以整复后关节错缝。手法要稳而快，切忌暴力蛮劲，以防发生意外。

6. 继上势，术者将患者颈部托起，边拔伸，边做自颈根部向后枕部发际的理筋手法，左右各 5～8 遍，再擦颈部，以透热为度。

每次总治疗时间 20 分钟，每日治疗 1 次，5 次为 1 个疗程。

NOTE

[按语]

1. 颈部活动功能受限涉及主动肌收缩不能和拮抗肌拮抗两个方面，推拿治疗时候要考虑主动肌因素，又要考虑拮抗肌因素，须两者兼顾。

2. 对反复落枕，或落枕1周症状未见明显改善者，须做X线检查以明确诊断。

3. 注意颈项部的保暖，选择合适的枕头，纠正不良睡姿，是防止落枕的有效措施。

【耳针】

1. 取穴

颈、颈椎、神门、交感。

2. 方法

（1）毫针法：每次在颈或颈椎穴找到敏感点，另外再选3～5个穴位，用75%乙醇消毒耳郭相应部位，在选好穴位处捻入或插入进针，每隔10～15分钟行针1次，留针20～30分钟，每日或隔日1次，5～7天为1个疗程。出针时迅速将毫针拔出，用消毒干棉球轻压针孔片刻，以防出血。每次取一侧耳穴，两耳交替使用。

（2）压籽法：每次取一侧耳穴，两耳交替使用。耳郭常规消毒后，用中药王不留行籽贴压在所选穴位上，边贴边按压，贴紧固定，并嘱患者每日按压耳穴3～5次，以加强刺激。隔日换贴1次，5次为1个疗程。如对胶布过敏，及时取下，以免造成耳部水肿。

（3）刺血法：每次取一侧耳穴，左右耳交替进行，按摩耳郭使其充血后，以75%乙醇做常规消毒，再用注射针头点刺耳尖、耳背静脉及颈椎，每隔3天治疗1次，每个穴位出血量为10～20滴。

【熏蒸】

药物组成：桂枝15g，赤芍15g，透骨草15g，威灵仙15g，没药

10g，防己 15g，伸筋草 10g，红花 10g，乳香 10g。

　　操作：药物煎好后，注入熏蒸床的蒸发器内，令患者暴露患处，平躺在熏蒸床上，进行熏蒸治疗。每次 30 分钟，每天 1 次。

NOTE

第二章

胸腹部病证

第一节　胸廓出口综合征

一、概述

胸廓出口综合征又称上肢血管神经束综合征，是指臂丛神经，锁骨下动、静脉在通过肋锁间隙、斜角肌三角、胸小肌肌管等胸廓区域时，由于解剖变异、局部肌痉挛压迫和炎性刺激等因素，导致臂丛神经，锁骨下动、静脉不同程度受压、刺激，产生的上肢疼痛、麻木、乏力、感觉异常等一系列证候群。

二、适宜技术

【针刺】

1. 治法

疏通经络，行气活血。

2. 取穴

主穴：极泉、青灵、臂中。

配穴：颈夹脊、肩三针、臂臑、曲池、外关、合谷、八邪。

3. 操作

先刺右侧极泉，下移 1 寸避开腋毛，直刺 1～1.5 寸，以右侧上肢抽动 1 次后出针；青灵直刺 1～1.5 寸，施提插补法，右侧上肢抽动 1

次后出针；臂中直刺 0.5 寸，施提插补法，右侧上肢抽动 1 次后出针；颈 2 ～颈 7 夹脊穴常规针刺；肩三针（肩髃、肩前、肩贞）向三角肌方向斜刺 1.5 ～ 2.5 寸；余穴按常规针刺，施用捻转补法。留针 30 分钟。每日 1 次，治疗 10 次为 1 个疗程。

4. 方义

取穴以极泉、青灵、臂中为主穴，以疏通经络，行气活血；颈夹脊、肩三针、臂臑、曲池、外关、合谷、八邪为局部取穴以活血通络，调气血，利关节，止痹痛。

【艾灸】

1. 取穴

合谷、曲池、臂臑、手三里、外关、阿是穴、肩髃。

2. 方法

合谷、曲池、肩髃可以选择温针灸；手三里、外关、阿是穴选择温和灸。轻者每天 1 次，每穴 15 ～ 20 分钟；重者每日 2 ～ 3 次，每穴 15 ～ 20 分钟。

[按语]

1. 艾灸期间，宜多饮热开水，保持室内通风。

2. 艾灸应避免灼伤，若患者出现胸闷、心慌心悸等症状应停止治疗。

【推拿】

本病采用以按揉颈臂穴为主推拿。

1. 按揉颈臂穴：颈臂穴位于锁骨内 1/3 与外 2/3 交点上 1 横指处。患者取坐位，术者用一指禅推法或示指勾揉法在颈臂穴上操作，使局部刺激感放射至上臂或前臂，出现麻木或酸胀感，时间 5 ～ 7 分钟。

2. 继上势，术者一手托住患者下颌，令患者枕部靠在术者身上进行牵伸，使面部侧向健侧，另一手将患肢做外展后伸、上举外展等动作，

NOTE

并提拿肩井穴等，使胸廓出口部组织得到松解。重复操作 3 次。

3. 点穴手法：继上势，术者在患者手三里、小海、极泉、扶突、天鼎、缺盆、肩井穴进行点穴，每穴 1 分钟。

4. 继上势，术者将患肢上举，用手掌从前臂内侧、上臂内侧至肩颈部做向心性边推边揉的手法操作，重复操作 5～8 次。

每次总治疗时间 20 分钟以内，每日治疗 1 次，5 次为 1 个疗程。

［按语］

1. 避免前臂过度活动和劳累。

2. 若有明显肌肉萎缩，推拿后症状无好转则予以手术治疗。

3. 有第 7 颈椎横突过长、颈肋者，经推拿治疗后症状无缓解，可考虑手术治疗。

第二节　胸椎小关节紊乱症

一、概述

胸椎小关节紊乱症是指胸椎上、下关节突关节在扭、挫、闪等外力作用下引起解剖位置的细小位移，使后关节的关节囊滑膜发生嵌顿而不能自行解脱，或累及关节周围的肌肉、韧带受到挫伤所产生的胸背部症状。本病多发生在胸椎第 3 ～ 7 节段，女性多于男性。

二、适宜技术

【针刺】

1. 治法

调气活血，通络止痛。

2. 取穴

以局部阿是穴及足太阳经穴为主。大椎、身柱、至阳、偏歪或疼痛棘突两旁夹脊穴、阿是穴。

3. 操作

毫针泻法，可加艾灸。

4. 方义

足太阳循行于脊柱两旁，与局部阿是穴合用，可疏调胸背部经络气

NOTE

血，舒筋通络止痛。

【艾灸】

1. 取穴

后溪、至阳、灵台、神道、身柱、曲垣、夹脊穴、阿是穴。

2. 方法

至阳、灵台、神道、身柱、曲垣选用隔姜灸；后溪可以选择温和灸；华佗夹脊穴选用回旋灸。轻者每天 1 次，每穴 5 ~ 10 分钟；重者每日 2 ~ 3 次，每穴 5 ~ 10 分钟。

[按语]

1. 艾灸尤其适合于不耐受推拿、针刺等强刺激患者（如老人及体弱者）。

2. 局部感觉麻木者，要严格掌握火灸之轻重度。

3. 艾灸期间，宜多饮热开水，保持室内通风，少去公共场所。

4. 平常注意动作协调，注意保暖，避免伏案过于劳累。经常做扩胸锻炼，对于本病的预防有益。

【推拿】

本病采用以抱颈提胸法为主推拿。

1. 患者取俯卧位，术者立于其一侧，以滚法、按法、揉法在胸背部交替操作，重点在痛点明显处，以缓解肌痉挛，时间 3 ~ 5 分钟。

2. 患者取站立位，屈颈，双手于颈后相扣抱住颈部，两肘内收置于胸前，全身放松，术者立于其身后，两手抱紧患者的肘部，胸部贴紧其脊柱，瞬间用力向上提升身体，使其两足跟离地即可。常可听到小关节"咯咯"的响声，即可收效。

3. 患者再取俯卧位，暴露背部皮肤，涂上介质，术者沿督脉线及两侧华佗夹脊行擦法，以透热为度。

每次总治疗时间 10 分钟以内，每日治疗 1 次，5 次为 1 个疗程。

［按语］

1.诊断要明确，患者全身放松，切忌屏气，提升操作时患者双足跟离地即可。

2.双手要抱紧，不能滑脱。

3.提升动作要快捷，瞬间用力，在患者不知不觉中完成。

【熏蒸】

药物组成：柴胡、郁金、桃仁、红花、川芎、伸筋草、威灵仙、羌活、葛根、甘草、肉桂、丹参、淫羊藿各25g。

操作：药物煎好后，注入熏蒸床的蒸发器内，令患者暴露患处，平躺在熏蒸床上，进行熏蒸治疗。每次30分钟，每天1次。

NOTE

第三节 第 3 腰椎横突综合征

一、概述

第 3 腰椎横突综合征是由于第 3 腰椎横突周围组织的损伤,出现以第 3 腰椎横突部明显疼痛为特征的腰痛疾患。

本病是腰肌筋膜劳损的一种类型,多数为一侧发病,部分患者可有两侧发病。本病以青壮年体力劳动者多见。

二、适宜技术

【针刺】

1. 治法

行气活血,通络止痛。

2. 取穴

以局部阿是穴为主。阿是穴、肾俞、气海俞、大肠俞。

3. 操作

毫针刺法,可加艾灸。

4. 方义

取阿是穴、肾俞、气海俞、大肠俞等穴以疏通局部经络气血,通络止痛。

NOTE

［按语］

1. 针刺治疗本病疗效较好，可配合艾灸或热敷。

2. 对于腰部急性损伤应及时医治。

3. 注意纠正不良姿势。

4. 腰部可束腰带以护腰，宜卧硬板床。

【艾灸】

1. 取穴

肾俞、夹脊、阿是穴。

2. 方法

肾俞、夹脊选用温灸盒灸；阿是穴可以选择温和灸。每日 1～2 次，每穴 15～20 分钟。

［按语］

1. 艾灸可有效改善腰痛及腰部僵硬不适。

2. 艾灸后可配合选用推拿治疗，以舒筋通络。

3. 急性期宜卧床休息，症状缓解后，可加强腰部锻炼，切勿运动过度。

4. 艾灸期间宜注意局部保暖，防止过度劳累。

【推拿】

本病采用痛点弹拨推拿法。

1. 患者取俯卧位，术者用㨰法在脊柱两侧的竖脊肌、骶骨背面或臀部操作，并用手掌根在病侧第 3 横突部位反复揉、按操作。时间 3～5 分钟。

2. 继上势，术者以拇指按、揉环跳、承扶、殷门、风市等穴，在臀部及大腿外侧用㨰法操作，时间 3～5 分钟。

3. 继上势，术者用拇指在第 3 腰椎横突部对结节样或条索状肿胀物

NOTE

进行弹拨，操作时要围绕横突的顶端、上侧面、下侧面和腹侧面进行，用力要由轻到重，以缓解疼痛。时间 3 ～ 5 分钟。

4. 在病变侧沿竖脊肌纤维方向做上下往返的擦法，以透热为度。

每次总治疗时间 20 分钟以内，每日治疗 1 次，5 次为 1 个疗程。

[按语]

1. 按压时，不能用力过猛，以免造成第 3 腰椎横突骨折。

2. 治疗期间应睡硬板床，注意腰部保暖，避免过度疲劳，必要时可用护腰保护。

3. 纠正不良姿势，避免或减少腰部的前屈、后伸和旋转活动。

【拔罐】

在第 3 腰椎横突压痛点用梅花针叩刺，以痛点为中心，叩刺面积约 5cm×5cm，以皮肤潮红、无渗血为度。然后迅速拔火罐，将瘀血拔出。每 5 天治疗 1 次。

【熏蒸】

药物组成：红花 15g，苏木 30g，伸筋草 20g，透骨草 15g，路路通 20g，海风藤 15g，怀牛膝 15g，三棱 15g，莪术 15g，木瓜 20g，刘寄奴 15g，鸡血藤 15g。

操作：将煎煮好的药液 500mL 加入中药熏蒸器内，打开电源进行加热，当温控器提示加热完成，即令患者俯卧，将喷头对准患侧 L3 横突处熏蒸，每次 30 分钟。双侧患病者左右两侧均熏蒸 30 分钟。

第四节 腰肌劳损

一、概述

腰肌劳损系指腰部肌肉、筋膜、韧带等组织的慢性损伤，又称慢性腰部劳损。本病好发于体力劳动者和长期静坐缺乏运动的文职人员。

二、本病

本病多因长期从事腰部负重、弯腰工作，或长期维持某一姿势操作，或腰部肌肉急性扭伤之后没有治疗，或治疗不彻底引起。

三、适宜技术

【针刺】

1. 治法
调气活血，舒筋通络。

2. 取穴
以局部阿是穴及足太阳经穴为主。

主穴：阿是穴。

配穴：关元俞、肾俞、委中、腰阳关。

NOTE

3. 操作

平补平泻，可加艾灸。

4. 方义

足太阳循行于腰椎两侧部，与局部阿是穴合用，可疏调局部经络气血，通络止痛。

［按语］

1. 针灸治疗本病疗效极好，常立即取效，针后可配合推拿和热敷。

2. 注意纠正不良的工作姿势、防止过劳、使用硬板软垫床、防止潮湿及寒冷受凉。

【艾灸】

1. 取穴

腰阳关、肾俞、大肠俞、委中、阿是穴。

2. 方法

腰阳关、肾俞、大肠俞选用隔姜灸；阿是穴选择回旋灸；委中选用温灸盒灸。轻者每天1次，每穴5～10分钟；重者每日2～3次，每穴5～10分钟。

［按语］

1. 艾灸期间需要注意纠正不良的工作姿势，防止过劳，使用硬板软垫床，防止潮湿及寒冷受凉。

2. 艾灸不适于湿热证，一般用于肾虚、寒湿证。

3. 艾灸期间，宜多饮热开水，保持室内通风，少去公共场所。

NOTE

【推拿】

本病采用以推滚点擦法为主推拿。

1. 患者取俯卧位，术者在患者腰椎两侧竖脊肌部位行一指禅推法、滚法、揉法等操作，时间 3 分钟。

2. 继上势，用拇指点按、弹拨脊柱两侧华佗夹脊穴及压痛点。时间 3 分钟。

3. 患者取仰卧位，屈髋屈膝，术者予以抖腰法。

4. 患者取俯卧位，术者沿督脉经腰段及两侧膀胱经用直擦法，再横擦腰骶部，以透热为度。

每次总治疗时间 10 分钟，每日治疗 1 次，5 次为 1 个疗程。

[按语]

1. 注意避免长时间过度弯腰工作，工作中尽可能经常变换体位，纠正不良姿势。

2. 注意腰部保暖，防止风寒湿邪侵袭。

3. 注意劳逸结合，加强腰背肌肉的功能锻炼。

【拔罐】

1. 留罐法

取腰部疼痛处，用闪火法拔罐，留罐 15 ～ 20 分钟。

2. 走罐法

用驱风药酒、风湿酒等涂抹脊柱两侧经脉循行部位，然后进行走罐，以局部皮肤深红为度。

3. 刺血罐疗法

取腰部疼痛处，或阿是穴，用三棱针点刺至微出血，然后进行拔罐，每次留罐 15 ～ 20 分钟。

NOTE

【敷贴】

1. 方法一

药物组成：延胡索 12g，杜仲 10g，肉桂 12g，羌活 8g，牛膝 10g，桂枝 8g，樟脑 3g，五味子 12g，附子 12g。

操作：将上药共研细末。使用时取适量用白酒做成膏剂，敷于命门、腰眼、丹田、委中穴。1～2 日换药 1 次，2 周为 1 个疗程。

2. 方法二

腰肌劳损属于虚寒者，在"三伏天"或"三九天"进行"三伏贴"或"三九贴"，可增强免疫力，改善体质。取穴腰阳关、肾俞、大肠俞等。具体方法如下。

三伏贴：在三伏天，选用延胡索 10g，白芥子 40g，甘遂 10g，细辛 10g 等药物，磨成粉末，用姜汁调匀后贴敷于穴位处，每次贴敷 4～6 小时。

三九贴：在三九天，选用延胡索 10g，白芥子 40g，甘遂 10g，肉桂 10g 等药物，磨成粉末，用姜汁调匀后贴敷于穴位处，每次贴敷 4～6 小时。

【耳针】

1. 取穴

主穴：腰骶椎、神门、皮质下。

配穴：肝、肾、脾。

2. 方法

（1）毫针法：每次选 3～5 个穴位，用 75% 乙醇消毒耳郭相应部位，在选好穴位处捻入或插入进针，用中刺激平补平泻法捻转，每隔 10～15 分钟行针 1 次，留针 20～30 分钟，每日或隔日 1 次，5～7 天为 1 个疗程。出针时迅速将毫针拔出，用消毒干棉球轻压针孔片刻，以防出血。

（2）压籽法：每次取一侧耳穴，两耳交替使用。耳郭常规消毒后，用中药王不留行籽贴压在所选穴位上，边贴边按压，贴紧固定，并嘱患者每日按压耳穴 3～5 次，以加强刺激。隔日换贴 1 次，5 次为 1 个疗程。如对胶布过敏，及时取下，以免造成耳部水肿。

（3）刺血法：每次取一侧耳穴，左右耳交替进行，按摩耳郭使其充血后，以 75% 乙醇做常规消毒，再用注射针头点刺耳尖、耳背静脉及腰骶椎，每隔 3 天治疗 1 次，每个穴位出血量为 10～20 滴。

【刮痧】

1. 治法

取督脉、足太阳经，以泻刮为主。

2. 处方与操作

泻刮督脉后发际经大椎穴至腰阳关穴的循行线、足太阳膀胱经第 1 侧线大杼穴至大肠俞穴的循行线，均要求出痧；泻刮脊柱两侧夹脊穴，以皮肤微红为度；采用拍法拍击委中穴，要求出痧。

［按语］

1. 刮痧治疗腰肌劳损所致腰痛有较好的效果，脊椎结核、肿瘤等引起的腰痛不属于刮痧治疗范围。

2. 刮痧后饮用 300～400mL 温开水。

3. 应间隔 3～6 日刮痧 1 次，连续 4 次为 1 个疗程，休息 2 周后再开始第 2 个疗程，应坚持治疗 2～3 个疗程。

【熏蒸】

药物组成：寻骨风、透骨草、海桐皮、独活、苏木、千年健、艾叶、徐长卿、伸筋草、延胡索、红花、苍术各 10g，花椒、生山楂各 30g，红花、川芎、赤芍、泽泻、桂枝各 12g，伸筋草、透骨草、独活、五加皮、桑枝、羌活各 10g。

操作：药物煎好后，令患者暴露患处，进行熏蒸治疗。每次 30 分钟，每天 1 次。

NOTE

第五节　腰椎后关节滑膜嵌顿

一、概述

腰椎后关节滑膜嵌顿是指腰椎小关节因外力作用，导致解剖位置改变，关节面交锁或扭错，致使脊柱关节突关节滑膜来不及退出而嵌入关节间隙之间，神经末梢受刺激，或因部分韧带、关节囊紧张引起反射性肌肉痉挛，产生剧烈疼痛。本病属中医学"错缝"范畴，以 L4、L5 后关节最为多见。发病年龄以青壮年多见。

二、适宜技术

【艾灸】

1. 取穴

肾俞、志室、气海俞、腰阳关、委中、阿是穴。

2. 方法

肾俞、气海俞、腰阳关、志室选用温灸盒灸；委中、阿是穴选择回旋灸。轻者每天 1 次，每穴 5～10 分钟；重者每日 2～3 次，每穴 5～10 分钟。

[按语]

1. 灸疗可以改善腰背部疼痛症状；灸疗尤其适合于不耐受推拿、针刺等强刺激患者（如老人及体弱者）。

2. 对局部感觉麻木者，要严格掌握火灸之轻重度。

3. 艾灸期间，宜多饮热开水，保持室内通风，少去公共场所。

4. 平常注意动作协调，注意保暖，避免剧烈运动及过于劳累。

【推拿】

本病采用以斜板法为主推拿。

1. 患者取俯卧位，术者在患者腰部做㨰法、按揉法、一指禅推法等放松手法，缓解肌肉痉挛，为侧卧位扳法做准备。

2. 腰椎定位斜扳法。患者取健侧卧位，健侧下肢自然伸直，患侧下肢屈髋屈膝，术者面对患者站立，以一手按住其肩前部固定，另一手前臂肘部抵住患者臀部向内下掀按，当遇有明显阻力时，做一个瞬间增大幅度的扳动，此时使扭转的支点在上腰段，常可听到"喀嗒"声响，左右各扳一次。通过控制腰椎的旋转幅度来调节不同节段腰椎；当病变节段在上腰段时，则臀部推扳旋转幅度应大于肩部，使旋转力点作用于上腰椎；当病变节段在下腰段时，则肩部推扳旋转幅度应大于臀部，使旋转力点作用于下腰椎；当病变节段在中腰段时，则肩部和臀部推扳旋转的幅度基本相等即可。

3. 腰段两侧肌肉涂上介质做直擦法，以透热为度。

每次总治疗时间 10 分钟，每日治疗 1 次，5 次为 1 个疗程。

[按语]

1. 做腰部扳法前，先做腰部放松手法，有利于扳法的有效使用。

2. 患者腰部自然放松，能为扳法整复创造有利条件。

3. 注意腰部保暖，必要时可用腰围加以保护，缓解期应加强腰背肌功能锻炼。

NOTE

第六节 腰椎滑脱症

一、概述

腰椎滑脱症是指由于各种原因引起的腰椎与相邻椎体位置发生移动，腰椎失去其稳定性而产生的一系列症状。临床以椎体向前滑移最为常见，向后、向侧方滑移较为少见。伴椎弓峡部裂者不属于本书治疗范畴。

二、适宜技术

【针刺】

1. 治法

调气活血，舒筋通络。

2. 取穴

以局部阿是穴为主。

3. 操作

毫针刺法，可加艾灸。

4. 方义

阿是穴疏通局部经络气血，舒筋通络止痛。

［按语］

1. 针刺治疗本病疗效较好，可配合艾灸或热敷。

2. 上下楼梯时，必须全神贯注，踏稳之后再迈第二步，注意避免外伤。

【艾灸】

1. 取穴

病变腰椎夹脊穴、大肠俞、气海俞、肾俞、腰阳关、环跳、阳陵泉、委中。

2. 方法

病变腰椎夹脊穴选用隔姜灸；大肠俞、气海俞、肾俞、腰阳关可以选择温灸盒灸；环跳、阳陵泉、委中适合温和灸。轻者每天 1 次，每穴 5 ~ 10 分钟；重者每日 2 ~ 3 次，每穴 5 ~ 10 分钟。

［按语］

1. 艾灸尤其适合于不耐受推拿、牵引、针刺等强刺激患者（如老人及体弱者）。

2. 对下肢感觉麻木者，要严格掌握火灸之轻重度。

3. 艾灸期间，宜多饮热开水，保持室内通风，少去公共场所。

4. 平常注意动作协调，注意保暖，避免剧烈运动及过于劳累。

【推拿】

本病采用以擦腰扳法为主推拿。

1. 患者取俯卧位，术者立其侧旁，在脊柱两侧、腰骶部、患侧臀部进行擦法操作，以有明显酸胀感为宜。时间 3 分钟。

2. 用按揉法或点按法在阿是穴、夹脊穴、环跳、委中、承山等穴位施术，操作时间 3 分钟。

3. 斜扳法（针对 I 度滑脱患者）：患者取侧卧位，下侧下肢伸直，

NOTE

在上的下肢屈曲，术者以一手的肘关节按其臀部，另一手按其肩前部；术者两手协同用力做反方向的扳动，遇一阻力时瞬间做一增大幅度的扳动，左右各扳 1 次。

4.滚腰扳法：患者取仰卧位，屈髋屈膝并拢，术者立于其侧旁，以一手前臂按于双膝胫骨上端，另一手托住患者尾骶部上扳，双手一压一扳协同进行，使腰部呈滚动状，促使滑移椎体复位。

每次总治疗时间 10 分钟，每日治疗 1 次，5 次为 1 个疗程。

> [按语]
>
> 1.避免弯腰持重，以减轻腰部负重，急性期可用腰围加强腰背部的保护。
>
> 2.腰部手法操作时禁用后伸扳法。
>
> 3.施扳法时要稳，动作要连贯到位，扳动作用力的支点作用于滑移椎体上。
>
> 4.睡觉时可采用仰卧位，骶部垫枕予以矫正。

【熏蒸】

药物组成：红花 10g，艾叶 250g，透骨草 250g，当归 10g，川续断 10g，赤芍 10g，乳香 10g，没药 10g，血竭 10g，花椒 10g，追地风 10g，千年健 10g，独活 10g，羌活 10g，桑寄生 10g，防风 10g，白芷 10g。

操作：将上述中药放入 40cm×30cm 的布袋，放入蒸锅内隔水蒸 30 分钟，趁热将药包置于垫有毛巾的腰部，外面以塑料薄膜包扎以防热量散失，每包药可蒸 6 次。每日上下午各 1 次，每次 30 分钟。

第七节 腰椎间盘突出症

一、概述

腰椎间盘突出症是指腰椎间盘发生退行性改变，因外力作用，使纤维环部分或完全破裂，髓核向外膨出或突出，压迫神经根或刺激脊髓而引起的一组以腰腿痛为主的证候群。

本病是腰腿痛疾病中的常见病症，多见于青壮年体力劳动者，好发于 20 ～ 45 岁之间。临床以 L4 ～ L5、L5 ～ S1 椎间盘最易发生。

二、适宜技术

【针刺】

1. 治法

舒筋通络止痛。

2. 取穴

以局部阿是穴及足少阳、足太阳经穴为主。阿是穴、腰段夹脊穴、环跳、承山、昆仑、阳陵泉。

3. 操作

平补平泻，可加艾灸。气血瘀滞者，局部加拔火罐。

NOTE

4. 方义

足少阳、足太阳循行于腰椎两旁及臀胯部,与局部阿是穴合用,可疏调腰部经络气血,舒筋通络止痛。

【艾灸】

1. 取穴

夹脊穴、昆仑、委中、承山、环跳、腰阳关、秩边、阳陵泉、足三里、阿是穴。

2. 方法

夹脊穴、腰阳关、秩边可选用温灸盒灸;阿是穴、昆仑、委中、承山、环跳、阳陵泉、足三里可温和灸或回旋灸。轻者每天 1 次,每穴 5 ～ 10 分钟;重者每日 2 ～ 3 次,每穴 5 ～ 10 分钟。

> [按语]
>
> 1. 艾灸尤其适合于不耐受推拿、牵引、针刺等强刺激患者(如老人及体弱者)。
>
> 2. 对下肢感觉麻木者,要严格掌握火灸之轻重度。
>
> 3. 艾灸期间,宜多饮热开水,保持室内通风,少去公共场所。
>
> 4. 平常注意动作协调,注意保暖,避免剧烈运动及过于劳累。

【推拿】

本病采用以杠杆定位手法为主推拿。

1. 患者取俯卧位,术者立其侧旁,予以滚法、一指禅推法、按揉在其脊柱两侧、腰骶部、患侧臀部及患侧下肢往返进行操作。时间为 3 ～ 5 分钟。

2. 术者以肘尖部持续按压椎旁痛点或突出的椎间隙的位置。作用力与脊柱呈 45°角方向,每次按压半分钟左右,然后放松再按压,反复数次。

3. 患者取俯卧位,令患者双下肢向后屈曲踝部交叉,成剪叉状,术者两手臂形成对角杠杆，用术者的右手肘部鹰嘴尖定向着力作用于患椎处，两手握住患者两踝关节，通过力臂使腰椎向后产生过伸屈曲运动，使腰椎向后伸至"扳机点"时发力向上快速提拉患者踝关节，同时用右手肘部鹰嘴用力下压患椎，并令患者放松吐气，切忌屏气，反复操作3 ～ 5 次。

4. 患者取俯卧位，术者立于患者的侧旁，暴露腰骶部皮肤，涂以推拿介质，予以擦法，以透热为度。

每次总治疗时间约 15 分钟，每日治疗 1 次，5 次为 1 个疗程。

[按语]

1. 治疗期间睡硬板床休息，以减少椎间盘承受的压力；注意腰部保暖，可用腰围加强腰背部的保护。

2. 注意起卧床和坐立姿势，以减轻腰部负重。

3. 施扳法时要遵循稳、准、巧、快原则，手法的支点要作用于突出椎间盘间隙。

【拔罐】

拔罐治疗本病有一定的辅助作用，多采用留罐法，腰部取肾俞、大肠俞、阿是穴，留罐 15 ～ 20 分钟。

【刮痧】

1. 治法

取督脉、足太阳经，以泻刮为主。

2. 处方与操作

泻刮督脉后发际经大椎穴至腰阳关穴的循行线、足太阳膀胱经第 1 侧线大杼穴至大肠俞穴的循行线，均要求出痧；泻刮脊柱两侧夹脊穴，皮肤微红为度；采用拍法拍击委中穴，要求出痧。角揉环跳穴、风市穴、昆仑穴。

NOTE

[按语]

1. 刮痧治疗腰椎间盘突出引起的腰痛，必须严格注意刮拭力度及部位以免加重病情，脊椎结核、肿瘤等引起的腰痛不属于刮痧治疗范围。

2. 刮痧后饮用 300 ～ 400mL 温开水。

3. 应间隔 3 ～ 6 日刮痧 1 次，连续 4 次为 1 个疗程，休息 2 周后再开始第 2 个疗程，应坚持治疗 2 ～ 3 个疗程。

【敷贴】

药物组成：细辛、半夏、制附子、甘遂和白芥子各 150g。

操作：共研磨成细粉，生姜汁调和成一定黏度的膏状。治疗时将其制成丸状，大小为 1cm×1cm×1cm，固定于命门、肾俞、关元、脾俞等穴。用药两个小时后将药物取出，每天 1 次，10 次为 1 个疗程。每疗程之间休息 3 天。

【耳针】

1. 取穴

病变相应耳穴部位、神门、内分泌、膀胱、肾、肾上腺。

2. 方法

（1）刺血法：每次取一侧耳穴，左右耳交替进行，按摩耳郭使其充血后，以 75% 乙醇做常规消毒，再用注射针头点刺耳尖、耳背静脉及腰椎，每隔 3 天治疗 1 次，每个穴位出血量为 10 ～ 20 滴。

（2）压籽法：每次取一侧耳穴，两耳交替使用。耳郭常规消毒后，用中药王不留行籽贴压在所选穴位上，边贴边按压，贴紧固定，并嘱患者每日按压耳穴 3 ～ 5 次，以加强刺激。隔日换贴 1 次，5 次为 1 个疗程。如对胶布过敏，及时取下，以免造成耳部水肿。

【熏蒸】

药物组成：①腰部疼痛难忍、有明显压痛点：当归、桂枝、小茴香、木瓜、牛膝各 10g，独活、川芎各 6g，丹参、鸡血藤、椿根藤各 20g；②腰部和下肢疼痛重着：艾叶、桂枝、白芷、制川乌各 10g，制草乌 6g，半枫荷 5g，豨莶草、海风藤各 15g，威灵仙 10g，刘寄奴 10g，川椒 10g；③腰痛酸重，缠绵数年：杜仲、狗脊、牛膝各 10g，当归 6g，熟地黄、桑寄生、萆薢各 15g，淫羊藿 10g，鸡血藤、金樱子各 15g。

操作：患者仰卧于熏蒸床上，暴露腰部并对准熏蒸仪蒸汽窗，每次熏蒸 30 分钟，每日 1 次，连续治疗 7 日。

第三章

上肢病证

第一节　肱二头肌长头肌腱炎

一、概述

肱二头肌长头肌腱炎系指肩关节急、慢性损伤，退变及感受风寒湿邪等，导致局部发生无菌性炎症、渗出、粘连、增厚等病理改变，引起肩前疼痛和外展、后伸功能障碍的一种病症。若治疗不当或治疗不及时，日久则引起肩关节粘连，活动功能障碍。

二、适宜技术

【针刺】

1. 治法

行气活血，疏经通络。

2. 取穴

以局部阿是穴为主。阿是穴、肩髃、肩髎、肩前。

3. 操作

毫针刺法，可加艾灸。

4. 方义

取阿是穴、肩髃、肩髎、肩前等诸穴以疏通局部经络气血，疏经通络止痛。

[按语]

1. 针刺治疗本病疗效较好，可配合艾灸或热敷。

2. 疼痛剧烈的患者，适当制动；疼痛较轻者，应鼓励患者做肩部活动。

【艾灸】

1. 取穴

肩髃、肩髎、臂臑、曲泽、合谷。

2. 方法

肩髃、肩髎、臂臑选用回旋灸；曲泽、合谷可以选择温灸盒灸。每天1次，每穴5～10分钟。

[按语]

1. 艾灸可以改善肩部疼痛及肿胀不适。

2. 艾灸期间应减少肩部活动，尤其不宜做外展、外旋活动，可配合选用推拿治疗。

3. 灸后若症状缓解或消失，可适当做肩部功能锻炼，使功能逐渐恢复。

4. 艾灸期间宜注意局部保暖，勿受冷风刺激，以免加重病情。

【推拿】

本病采用痛点按揉推拿法。

1. 穴位按揉法：患者取坐位，术者立于其侧旁，用拇指按揉肩内陵、肩髃、肩髎、肩贞等穴位，每穴约1分钟。

2. 痛点按揉法：继上势，术者用拇指对结节间沟内的肱二头肌长头肌腱的压痛点进行按揉，手法宜深沉缓和，时间5～7分钟。

3. 局部擦法：继上势，术者在痛点部位涂上冬青膏，做与肱二头肌长头肌腱平行方向的擦法，以透热为度。

NOTE

4. 继上势，术者先用双手掌放置患肩前后做对掌按揉操作，然后用托肘摇肩法或大幅度摇肩法摇肩关节，搓肩部，牵抖上肢结束治疗。时间 3 ~ 5 分钟。

每次总治疗时间 20 分钟以内，隔日治疗 1 次，5 次为 1 个疗程。

[按语]

1. 疼痛剧烈者，手法宜轻柔缓和，适当限制肩部活动，尤其不宜做外展、外旋活动。

2. 慢性损伤，手法宜深沉内透，同时配合肩部做适当功能锻炼。

3. 注意局部保暖，可配合局部湿热敷。

【拔罐】

拔罐治疗本病多结合刺络法。取疼痛最重的点或范围，皮肤针叩刺微出血，留罐 3 ~ 5 分钟。隔 2 日 1 次。

第二节 肱骨髁上骨折

一、概述

肱骨下端较扁薄，髁上部处于疏松骨质和致密骨质交界处，后有鹰嘴窝，前有冠状窝，两窝之间仅为一层极薄的骨片。两髁稍前屈，并与肱骨纵轴形成向前 30°～50°的前倾角。肱动脉和正中神经从肱二头肌腱膜下通过，桡神经通过肘窝前外方，并分成深浅两支进入前臂，肱骨髁上骨折时，易被刺伤或受挤压而合并血管、神经损伤。

前臂完全旋后时，上臂与前臂纵轴呈 10°～15°外翻的携带角，骨折移位可使此角改变，大于此角称为肘外翻畸形，小于此角称为肘内翻畸形。

二、病因及分型

1. 病因

肱骨髁上骨折多见于儿童，如爬高墙、攀树跌下，或嬉戏追逐跌倒所致。若在伸肘位跌仆，手掌先触地，地面反作用力经手掌、前臂向上传达与由上而下的重力作用于髁上部发生骨折；若在屈肘位跌仆，肘后侧先触地，暴力从肘后侧经过尺骨鹰嘴作用于髁上部发生骨折。

2. 分型

肱骨髁上骨折根据暴力形式和受伤机理的不同，可分为两型。

NOTE

（1）伸直型骨折：伸肘位跌仆，地面反作用力经手掌、前臂传达，将肱骨髁推向后上方，由上而下的重力将肱骨干推向前方，容易合并神经、血管损伤。

（2）屈曲型骨折：屈肘位跌仆，暴力从肘后侧经过尺骨鹰嘴把肱骨髁由后下方推向前上方，此型很少并发神经、血管损伤。

根据骨折端侧方移位情况，每型又可分为尺偏型和桡偏型：骨折远端向尺侧移位为尺偏型，向桡侧移位为桡偏型。

三、适宜技术

【针刺】

1. 治法

调气活血，舒筋通络。

2. 取穴

以局部阿是穴为主。阿是穴、曲池、手三里、小海。

3. 操作

毫针刺法，可加艾灸。

4. 方义

取阿是穴、曲池、手三里、小海诸穴以疏通局部经络气血，舒筋通络止痛。

[按语]

1. 针刺对本病有较好的镇痛作用，配合艾灸或热敷可促进局部血液循环，有利于机体康复。

2. 若患者已经出现并发症，或保守治疗效果不理想者，可考虑手术治疗。

【艾灸】

1. 取穴

曲池、尺泽、手三里、阿是穴。

2. 方法

曲池、尺泽、手三里选用回旋灸；阿是穴可以选择温和灸。每天 1 次，每穴 5～10 分钟。

> [按语]
>
> 1. 艾灸可以有效缓解疼痛及肿胀。
>
> 2. 当局部出现红肿时，不宜做艾灸。
>
> 3. 解除固定后，可以配合做肘关节屈伸、前臂旋转和腕手的功能活动。

【推拿】

本病采用活血柔筋推拿法。根据患者肘关节屈伸情况选择改善屈曲型手法或改善伸直型手法，每次只做一种手法治疗。以右肘为例。

1. 操作前准备

患者取仰卧位，肘部下垫小枕，术者坐于患侧。术者右手握住患肢前臂，以左手大鱼际、拇指指腹从上至下揉按患肢肩部三角肌、肱二头肌、肱三头肌、肱桡肌、肱肌使肌肉放松，以按揉肌腹为主，手法宜轻，肘窝处一滑而过，不宜多揉，时间 2 分钟。

2. 屈曲型手法

①术者左手把持患肘外侧，以右手拇指揉按、弹拨患肢内上髁前臂屈肌总腱、肱骨髁上嵴外侧肱桡肌的起点和桡骨结节处的肱二头肌止点，时间 3 分钟；②嘱患者屈肘 70°～90°，术者左手前臂置于患肢上臂上，左手掌根紧贴患肢尺骨近端，顺上臂纵轴方向向下推，同时右手握患肢前臂远端向上推，双手同步小幅度地推动 30～40 次；③术者左手反手握住上臂中部，右手轻握患肢腕部，嘱患者主动屈伸摆动患肘

NOTE

40～50次，在患者屈曲终点时术者右手稍加用力，以患者感觉无痛为度；④术者将患侧肩关节上举90°屈肘位摆放，右手握住患侧上臂，左手轻压患肢腕部背侧，以无痛为度，维持2分钟后缓慢放下；⑤用拇指点按肩髃、臂臑、小海、手三里、内关、合谷穴等穴，每穴5秒，结束治疗。

3. 伸直型手法

①患肘自然伸直，术者左手轻握患肢腕部，右手拇指揉按、弹拨患肢外上髁前臂伸肌总腱处、肱二头肌起止点和肱三头肌鹰嘴窝部，时间3分钟；②术者左手反手轻握患肢腕部，右手握住患肢前臂远端，嘱患者主动伸屈摆动患肘40～50次，同时在患者伸直终点时术者左手稍加用力，以患者感觉无痛为度；③将患肢外展60°，掌心向上摆放体位，术者右手前臂压住患肢上臂，控制肩部不上抬，左手交叉握住患肢腕部并缓慢轻压腕部，以无痛为度，维持2分钟；④用拇指点按臂臑、清冷渊、曲池、外关、合谷等穴，每穴5秒，结束治疗。

每日治疗1次，每次20分钟，10天为1个疗程，疗程间休息2天，连续治疗6个疗程。

[按语]
1. 推拿治疗分伸直型及屈曲型。
2. 术后僵硬多是手术后制动造成，因此在制动结束后，并确诊愈合良好的情况下，应尽早适量恢复肢体活动。

【熏蒸】

药物组成：透骨草20g，伸筋草20g，防风10g，桂枝20g，苏木10g，川芎10g，红花10g，荆芥10g，威灵仙20g，白芷20g，甘草20g，牛膝15g，地榆15g，泽兰20g，鸡血藤20g，川续断15g。

操作：将中药煎熬后加入陈醋，每剂加入陈醋30mL左右，以热蒸气熏蒸患肢，每次熏蒸30分钟，每日2次。

第三节　肱骨外上髁炎

一、概述

肱骨外上髁炎是指因急、慢性损伤而致的肱骨外上髁周围软组织的无菌性炎症。临床上以肱骨外上髁疼痛、旋前功能受限为主要特征。因本病最早发现于网球运动员，故又名"网球肘"。

本病为劳损性疾病，好发于右侧，并与职业工种有密切关系。常见于从事反复前臂旋前、用力伸腕作业者，如网球运动员、木工、钳工、泥瓦工等。

二、适宜技术

【针刺】

1. 治法

通经活络，舒筋止痛。

2. 取穴

以局部穴为主。

主穴：阿是穴、曲池、肘髎、阳陵泉。

配穴：手三里、三间。

NOTE

3. 操作

毫针泻法，可先针对侧阳陵泉处压痛点（多在腓骨头），属缪刺法，同时活动患部。在局部压痛点采用多向透刺，或多针齐刺，局部可加灸。

4. 方义

取阿是穴以通经活络、舒筋止痛。肱骨外上髁炎疼痛部位位于肘外侧，此乃手阳明经脉所过之处，取手阳明经之曲池、肘髎旨疏通经络气血；阳陵泉为筋会，配合局部穴位可舒筋止痛。

［按语］

1. 针刺对本病有较好的疗效，可配合艾灸、推拿、药物熏洗和敷贴疗法。

2. 急性发作者应避免肘关节运动，注意局部保暖，免受风寒。

【艾灸】

1. 取穴

曲池、阿是穴。

2. 方法

曲池穴选择温和灸；阿是穴适合回旋灸。每天 1 次，每穴 5 ～ 10 分钟。

［按语］

1. 艾灸对本病疗效较为满意，可以改善肘关节疼痛及肿胀。

2. 艾灸期间，应避免手提或搬重物，症状如有缓解，可进行适当上肢功能锻炼。

3. 艾灸后若症状缓解或消失，须继续艾灸 2 ～ 3 周，以巩固疗效，同时应避免过度劳累或感受风寒，以防复发。

NOTE

【推拿】

本病采用按揉痛点顿拉推拿法。

1. 患者取坐位，患肘置于治疗床上，术者在损伤压痛部位涂上介质，用拇指按揉法、掌揉法治疗，时间 5 ～ 8 分钟。

2. 继上势。术者在前臂桡侧自肘至腕用指揉法或掌揉法治疗，并按揉曲池、手三里、曲泽、合谷等穴位，手法宜缓和，时间 3 ～ 5 分钟。

3. 患者取坐位，术者一手拇指按压肱骨外上髁处，其余四指握住肘关节内侧部，另一手握住其腕部做对抗牵引拔伸肘关节片刻，然后于肘关节完全屈曲位、前臂旋前至最大幅度时，快速向后伸直肘关节形成顿拉，连续操作 3 次。目的使滑液囊撕破，以利滑液溢出而吸收。

4. 继上势，用拇指自肱骨外上髁向前臂桡侧腕伸肌做推揉法 8 ～ 10 次。以肱骨外上髁为中心行擦法，以透热为度。搓揉肘部及上肢结束治疗。

每次总治疗时间 20 分钟以内，隔日治疗 1 次，5 次为 1 个疗程。

[按语]

1. 疼痛剧烈者，手法宜轻柔缓和，以免产生新的损伤。

2. 治疗期间应避免做腕部用力背伸动作。

3. 注意保暖，可配合局部湿热敷。

4. 保守治疗无效时，可做局部封闭治疗或小针刀治疗。

【拔罐】

本病多采用刺络拔罐法。选取局部阿是穴，皮肤针叩刺或三棱针点刺出血后拔罐，3 ～ 5 日治疗 1 次。

【敷贴】

药物组成：川乌、羌活各 3g，威灵仙 3g，红花、姜黄、白芍、苏木各 3g。

NOTE

操作：上药研细末，敷贴于曲池、肘髎、阿是穴。每日一换。

【耳针】

1. 取穴

肘、网球肘点（在与肘相对应的耳背部）、神门、肾上腺、皮质下。

2. 方法

（1）毫针法：每次选 3～5 个穴位，用 75% 乙醇消毒耳郭相应部位，在选好穴位处捻入或插入进针，每隔 10～15 分钟行针一次，留针 20～30 分钟，每日或隔日一次，5～7 天为 1 个疗程。出针时迅速将毫针拔出，用消毒干棉球轻压针孔片刻，以防出血。

（2）压籽法：每次取一侧耳穴，两耳交替使用。耳郭常规消毒后，用中药王不留行籽贴压在所选穴位上，边贴边按压，贴紧固定，并嘱患者每日按压耳穴 3～5 次，以加强刺激。隔日换贴 1 次，5 次为 1 个疗程。如对胶布过敏，及时取下，以免造成耳部水肿。

（3）刺血法：每次取一侧耳穴，左右耳交替进行，按摩耳郭使其充血后，以 75% 乙醇做常规消毒，再用注射针头点刺耳尖、耳背静脉及肘、网球肘点，每隔 3 天治疗 1 次，每个穴位出血量为 10～20 滴。

【熏蒸】

药物组成：威灵仙、舒筋草各 25g，独活、海风藤、络石藤、桑枝、稀莶草各 15g，土鳖虫、红花各 12g，当归 15g，桂枝 12g，麻黄、艾叶、白芷、酒大黄各 15g，炮姜 12g，赤芍 15g，急性子 10g，甘草 9g。

操作：将上述中药打碎，装入准备好的纱布袋中，放入中药熏蒸治疗仪药槽中，接熏蒸机水管，打开电源，调整温度为 45～50℃，待熏蒸治疗机自动蓄水到标准刻度，令患者仰卧于熏蒸治疗机床面，打开肘部熏蒸模块，熏蒸肘部 30 分钟，每日 1 次，20 天为 1 个疗程。

NOTE

第四节　桡尺近侧关节损伤

一、概述

桡尺近侧关节损伤以肘外侧桡尺近侧关节部痛，前臂无力，拧毛巾痛，提重物不能，前臂旋转疼痛为特征，故又称"旋转肘"，临床上易与网球肘相混淆。

根据压痛部位不同，本病可分为肱桡关节型、桡尺近侧关节背侧型及桡尺近侧关节掌侧型三型。当肘关节外侧撞击损伤，肘关节过度劳损，前臂过度旋转损伤等造成肘关节囊损伤性炎症，出现肱桡关节处疼痛、压痛，为肱桡关节型。前臂过度旋前或旋前过猛，在遇阻抗条件下做反复旋前运动，则造成环状韧带起点（背侧头）牵拉损伤，出现桡尺近侧关节背侧疼痛、压痛，为桡尺近侧关节背侧型。前臂过度旋后或旋后过猛，在遇阻抗条件下反复旋后运动，则造成环状韧带止点（掌侧头）牵拉损伤，出现桡侧近侧关节掌侧疼痛、压痛，为桡尺近侧关节掌侧型。

二、适宜技术

【艾灸】

1. 取穴

内关、外关、大棱、阳池、合谷、曲池、后溪。

NOTE

2. 方法

内关、外关、大棱、阳池、合谷、曲池、后溪可选择温和灸，轻者每天1次，每穴5～10分钟；重者每日2～3次，每穴5～10分钟。

[按语]

1. 艾灸可以改善患者前臂的旋转疼痛、无力、不能提重物等症状。

2. 艾灸不适宜局部疮疡溃烂者。

3. 艾灸期间，宜多饮热开水，保持室内通风，少去公共场所。

【推拿】

本病采用按揉肘三点推拿法。

1. 患者取坐位，患肘置于治疗床上，术者在损伤压痛部位涂上介质，用按揉法治疗。不同的部位采用不同的作用力方向操作。

（1）肱桡关节型：手法作用部位在肘外侧肱桡关节处，手法作用力垂直向下。

（2）桡尺近侧关节背侧型：手法作用部位在肘背侧桡尺近侧关节处（环状韧带起始处），手法作用力方向由背侧向掌侧横向操作。

（3）桡尺近侧关节掌侧型：手法作用部位在肘掌侧桡尺近侧关节处（环状韧带止点部），手法作用力方向由掌侧向背侧横向操作。

2. 手法先轻柔后渐重，以局部酸胀痛，患者能耐受为限。时间8～10分钟。

3. 用一手拇指按压该型的压痛点，另一手握住其前臂做向内、向外的旋转运动，使旋转扭力作用于按压部位，以局部有明显酸胀痛为度。旋转8～10次。

4. 在桡尺近侧关节涂上冬青膏，用擦法治疗，以透热为度。

每次总治疗时间20分钟以内，每日治疗1次，5次为1个疗程。

[按语]

1. 避免前臂过度活动和劳累。

2. 注意与网球肘相鉴别。

第五节　桡骨头半脱位

一、概述

桡骨头半脱位又称牵拉肘，俗称"肘错环"，或"肘脱环"，多发生于 4 岁以下儿童。常于大人牵拉小儿上下楼梯、跌仆时用力牵拉，或穿脱衣服时用力不当所致。从生理解剖角度分析，小儿的桡骨小头的后外侧边缘较低而平，环状韧带前下方的附着点较薄弱，前臂在旋前位用力牵拉时，环状韧带前下方破裂，桡骨小头滑脱，环状韧带嵌入桡骨小头与肱骨外侧髁之间，阻碍桡骨小头回复原位而发生半脱位。

二、适宜技术

【艾灸】

1. 取穴

曲池、小海、曲泽、天井、阿是穴。

2. 方法

小海、天井、曲泽、阿是穴可以选择温和灸；曲池可以选择温针灸或温灸盒灸。轻者每天 1 次，每穴 15 ～ 20 分钟；重者每日 2 ～ 3 次，每穴 15 ～ 20 分钟。

[按语]

1.温针灸要严防艾火脱落灼伤皮肤。可预先用硬纸剪成圆形纸片，并剪一个至中心的小缺口，置于针下穴区上。

2.温针灸时，要嘱咐患者不要任意移动肢体，以防灼伤。

3.艾灸期间，宜多饮热开水，保持室内通风。

4.桡骨头半脱位多发生在小儿身上，艾灸时家长应当陪同在身旁。

【推拿】

本病采用以旋转拔伸法为主推拿。

1.术者面向患者，一手握持其腕关节上方，另一手固定肘关节，拇指压在桡骨头上部，拔伸牵引肘关节，同时使前臂极度旋前和旋后。在旋转过程中听到桡骨头处有弹响声时，表示复位成功。

2.如上法在拔伸牵伸的同时，把患者前臂略旋后，并屈曲肘关节，在桡骨头上部的拇指向前推桡骨头。当屈肘到最大限度时桡骨头处发生弹响，表示复位成功，接着摇肘关节数次。

[按语]

1.复位后一般无须固定或用药，可用三角巾悬吊前臂2～3天。

2.嘱患者家人平时为小儿穿脱衣服时应多加注意，防止牵拉患肢，以免再次脱位或反复发生，形成习惯性脱位。

NOTE

第六节　桡骨远端骨折后遗症

一、概述

桡骨远端骨折在上肢骨折中较为常见，发病率占急症骨折患者的17%，临床大多能通过非手术或微创手术治疗获得满意疗效，但骨折愈合后常由于关节内、外组织纤维性粘连和周围软组织挛缩导致腕关节僵硬，从而出现桡骨远端骨折后最常见的后遗症，即腕关节功能障碍。

骨关节功能障碍以骨性结构异常或关节周围软组织的粘连为主。骨性结构异常多为关节的对应关系失常，或是新生骨痂过量在关节机械运动中形成骨性阻挡。关节周围软组织粘连则多为局部创伤后软组织修复所形成的瘢痕组织。中医学认为，其粘连乃筋肉受寒，局部气血凝滞，筋肉痉挛，气血日久不通所致。

二、适宜技术

【针刺】

1. 治法

行气止痛，舒经活络。

2. 取穴

以局部阿是穴为主。阿是穴、下廉、上廉、后溪、中渚、阳谷、养老、阳溪、外关、内关、合谷、手三里。

3. 操作

以平补平泻手法进行针刺治疗，每天 1 次。

4. 方义

合谷穴是手阳明大肠经原穴，针刺该穴可活血调肠、理气止痛、解表退热，为全身镇静镇痛要穴；外关穴为手少阳三焦经，软组织损伤、骨折等均可引起局部气血经脉阻滞，不通则痛，而针刺外关穴可有效疏通气血经脉，以此祛邪缓急、通经活络；而内关穴属手厥阴心包经络穴，有镇静止痛、舒通心脉、益气养心之功。此外，针刺阿是穴可明显增强镇静镇痛效果，并以平补平泻方式进行针刺，可有效行气止痛、舒经活络。

【艾灸】

1. 取穴

合谷、曲池、阳溪、外关、支正、手三里、阳池、阳陵泉、足三里。

2. 方法

（1）合谷、外关选用隔姜灸；曲池、手三里、阳陵泉、足三里可以选择温针灸；阳溪、支正、阳池可以选择温和灸。轻者每天 1 次，每穴 15 ～ 20 分钟；重者每日 2 ～ 3 次，每穴 15 ～ 20 分钟。

（2）外关、手三里、合谷也可以选择温灸盒灸。

> ［按语］
>
> 1. 艾灸期间，宜多饮热开水，保持室内通风。
>
> 2. 艾灸能改善局部微循环，对于桡骨远端骨折恢复期患者的康复具有推动作用。
>
> 3. 若皮温传感较差的后遗症期患者，进行艾灸时应当注意观察以及询问患者感受。

NOTE

【推拿】

本病采用以拿揉分筋法为主推拿。

1. 拿法：术者一手握患手，另一手以拇指及食中环指指腹着力，自肘部开始拿前臂伸屈肌至腕部，再沿患手掌背侧、骨间隙做拿法，重复3～4遍。

2. 揉、分关节缝：以拇指指端着力，沿腕关节缝及压痛点处做揉法2～3分钟，分筋1～2分钟，力度中等。

3. 分筋结：以拇指末节指腹着力，分别在桡骨茎突、掌背侧伸屈肌腱缝隙及筋结处做分筋，力度深透，由近至远，反复1～2分钟。

4. 摇腕：医者用一手紧握患腕近端，另一手握患腕，做顺时针及逆时针方向屈伸旋转摇晃，并酌情略加牵引力及轴向挤压力，反复摇腕1～2分钟，力度应柔和。

[按语]

1. 在桡骨远端骨折后遗症的治疗过程中，被动治疗应与主动功能锻炼相结合并贯穿始终。自我功能锻炼有助于巩固和增强疗效。

2. 功能锻炼应注意循序渐进，且以主动活动为主，避免过强的刺激及外力的过度屈伸扳动。

3. 因局部受寒后会引起或加重腕关节的疼痛，故活动过程中及其后应注意腕部保暖，避免寒凉刺激。

【熏蒸】

药物组成：伸筋草、威灵仙、桑枝、桂枝各30g，透骨草、五加皮、木瓜各20g，红花、秦艽、防风、没药、川芎、艾叶各15g，当归10g。

操作：将上述药物加入3000mL水中煮沸后，文火煎10分钟，滤去药渣后加入100mL黄酒。将药液放入熏蒸锅内，患肢置于熏蒸锅上方熏蒸，距离以不烫伤为宜，患处用毛巾覆盖，药液温度下降到50℃时，将患处放于药液浸泡30分钟，治疗期间患者需注意避风。每日1次，共治疗6周。

第七节　腕关节损伤

一、概述

腕关节损伤又称损伤性腕关节炎、腕关节软组织损伤等，系指因外力作用或慢性劳损，造成腕关节周围韧带、肌肉、肌腱、关节囊等软组织受到过度牵拉损伤，临床以腕关节周围肿胀、疼痛、功能障碍为主要特征。本病可发生于任何年龄。

二、适宜技术

【艾灸】

1. 取穴

外关、阳溪、阳谷、腕骨、阳池、合谷、阿是穴。

2. 方法

（1）合谷、外关使用温针灸；阳溪、阳谷、阳池、腕骨采用温和灸。轻者每天1次，每穴15～20分钟；重者每日2～3次，每穴15～20分钟。

（2）整个腕部可以使用温灸盒灸。

NOTE

【推拿】

本病采用以按揉摇擦法为主推拿。患者取坐位，因损伤部位和时间不同，在手法的具体运用上也有所不同。

1. 按法

术者在伤处附近选用相应经络上的穴位。如尺侧掌面，可选手少阴心经的神门穴；桡侧背面，可选手阳明大肠经的合谷、阳溪等穴；桡侧掌面，可选手太阴肺经的列缺、太渊等穴。其他部位同上法选取相应穴位，用点按法使之得气，每穴约 1 分钟。

2. 揉法

术者在伤处周围用指揉法或掌揉法操作，同时配合拿法，并沿肌肉组织做垂直方向的轻柔弹拨。时间 3 ～ 5 分钟。

3. 摇法

术者一手握患者前臂下端，另一手握其手的掌骨部，做腕关节的拔伸摇动，并做腕关节的旋转、背伸、掌屈、侧偏等动作，以恢复其正常的活动功能。时间约 2 分钟。

4. 擦法

术者在患者腕关节损伤侧涂冬青膏，用推擦法治疗，以透热为度，最后搓揉腕关节结束治疗。局部可加用湿热敷。

每次总治疗时间 20 分钟以内，隔日治疗 1 次，5 次为 1 个疗程。

[按语]

1. 急性损伤局部肿胀、皮下出血严重者，应及时给予冷敷或加压包扎，防止出血过多。推拿应在损伤后 24 ～ 48 小时进行。

2. 治疗期间注意局部保暖，可佩戴"护腕"保护。

3. 合并脱位、撕脱性骨折时，应按脱位、骨折处理，固定 6 ～ 8 周，解除固定后再考虑推拿治疗。

【耳针】

1. 取穴

腕、神门、交感、缘中。

2. 方法

（1）刺血法：每次取一侧耳穴，左右耳交替进行，按摩耳郭使其充血后，以75%乙醇做常规消毒，再用注射针头点刺耳尖、耳背静脉及腕，每隔3天治疗1次，每个穴位出血量为10～20滴。

（2）压籽法：每次取一侧耳穴，两耳交替使用。耳郭常规消毒后，用中药王不留行籽贴压在所选穴位上，边贴边按压，贴紧固定，并嘱患者每日按压耳穴3～5次，以加强刺激。隔日换贴1次，5次为1个疗程。如对胶布过敏，及时取下，以免造成耳部水肿。

NOTE

第八节　腕管综合征

一、概述

腕管综合征是指由于腕部损伤、退变等因素，使腕管内压力增高，腕管狭窄，刺激或压迫从腕管内通过的正中神经及屈腕肌腱，导致功能障碍的一种病症。临床上以手指麻木、无力、刺痛、感觉异常，腕管部压痛为主要特征。本病好发于中年人，女性多于男性。

二、适宜技术

【针刺】

1. 治法

温阳通络，活血化瘀。

2. 取穴

以手厥阴、手足阳明经穴为主。大陵、合谷、内关、手三里。

3. 操作

取患侧大陵、合谷、内关、手三里。穴位皮肤消毒，毫针常规消毒。大陵穴与皮肤呈30°进针，向掌根方向斜刺0.3～0.5寸，有放射感即止；余穴直刺0.5～1寸，行平补平泻。留针20分钟。隔日1次，共治疗10次。

4. 方义

《针灸甲乙经》说："两手挛不收伸，及腋偏枯不仁，手瘛偏小筋急，大陵主之。"大陵穴为手厥阴心包经的输穴和原穴，又为局部取穴，可疏通气血，配以手三里、内关、合谷养血活血。全方共奏温阳通络、活血化瘀之效。"掌受血而能握，指受血而能摄。"经络气血调和，阳气通达四末则手指痛麻消失、手腕功能恢复。

【艾灸】

1. 取穴

内关、外关、大陵、鱼际、劳宫、合谷。

2. 方法

（1）内关和外关交替使用温针灸；合谷可以选择温针灸；大陵、鱼际、劳宫可以选择温和灸。轻者每天1次，每穴15～20分钟；重者每日2～3次，每穴15～20分钟。

（2）整个腕部可以选择温灸盒灸。

> [按语]
> 1. 艾灸期间，宜多饮热开水，保持室内通风。
> 2. 温针灸要严防艾火脱落灼伤皮肤。可预先用硬纸剪成圆形纸片，并剪一至中心的小缺口，置于针下穴区上。

【推拿】

本病采用以推挤法为主推拿。

1. 揉法：患者正坐，将手掌心朝上放予软枕上，术者面对患者而坐，用指揉法或掌揉法沿前臂屈肌群至腕部往返治疗，并配合轻快的拿法使前臂肌肉放松。时间3～5分钟。

2. 推法：继上势，术者用一指禅推法在前臂沿手厥阴心包经往返治疗。重点在腕管及鱼际处，手法先轻后重，时间3～5分钟。用拇指点按曲泽、内关、大陵、鱼际、劳宫等穴，每穴1分钟。

NOTE

3.推挤法：继上势，患肢屈肘45°，术者一手握患手以固定腕部，另一手拇指从患者腕管向前臂屈肌方向用推挤法操作，8～10次。可使腕管内渗出液推至前臂肌群，以利于吸收从而缓解管内压力。

4.擦法：继上势，术者从患者腕管向前臂用掌擦法操作，以透热为度。最后，摇腕关节及各指关节，并捻各指关节结束治疗。时间2～3分钟。

每次总治疗时间20分钟以内，隔日治疗1次，5次为1个疗程。

[按语]

1.治疗期间腕部避免用力，必要时可应用护腕保护，或制动休息。

2.注意保暖，可配合局部湿热敷。

【耳针】

1.取穴

神门、交感、腕、指。

2.方法

（1）毫针法：每次选3～5个穴位，用75%乙醇消毒耳郭相应部位，在选好穴位处捻入或插入进针，每隔10～15分钟行针一次，留针20～30分钟，每日或隔日一次，5～7天为一个疗程。出针时迅速将毫针拔出，用消毒干棉球轻压针孔片刻，以防出血。

（2）压籽法：每次取一侧耳穴，两耳交替使用。耳郭常规消毒后，用中药王不留行籽贴压在所选穴位上，边贴边按压，贴紧固定，并嘱患者每日按压耳穴3～5次，以加强刺激。隔日换贴1次，5次为1个疗程。如对胶布过敏，及时取下，以免造成耳部水肿。

（3）刺血法：每次取一侧耳穴，左右耳交替进行，按摩耳郭使其充血后，以75%乙醇做常规消毒，再用注射针头点刺耳尖、耳背静脉及病变相应部位，每隔3天治疗1次，每个穴位出血量为10～20滴。

【熏蒸】

药物组成：透骨草 30g，伸筋草 30g，海桐皮 20g，川椒 10g，白芷 10g，苏木 10g，桂枝 10g，川芎 10g，红花 10g，仙桃树根皮 50g。

操作：将药物倒入中等大小的陶瓷盆内，加水半盆，稍浸渍后煎半小时，去渣乘热熏患肢，待药液不烫手时，用纱布或干净薄细布洗擦患肢，洗后抹干，活动腕关节。每日 1 剂，熏洗 2 次，5 剂为 1 个疗程。

第九节　桡骨茎突狭窄性腱鞘炎

一、概述

桡骨茎突部狭窄性腱鞘炎是指因急、慢性损伤所致拇长展肌腱与拇短伸肌腱的腱鞘发生无菌性炎症，以腱鞘部位即桡骨茎突处发生肿胀、疼痛为特点的疾病。

本病是中青年的易发病，多发于经常从事腕指活动的劳动者，如瓦工、木工、家庭妇女等，女性多于男性。

二、适宜技术

【艾灸】

1. 取穴

阳溪、合谷、列缺、阿是穴。

2. 方法

合谷、阳溪可以选择温针灸或温灸盒灸；列缺、阿是穴可以选择温和灸。轻者每天 1 次，每穴 15 ～ 20 分钟；重者每日 2 ～ 3 次，每穴 15 ～ 20 分钟。

［按语］

1. 艾灸期间不应着风，保持平和情绪。

2. 饭饱酒足后不宜艾灸，大汗淋漓不宜艾灸。

3. 艾灸后毛孔舒张，故半小时内不宜洗澡，避免寒气乘虚而入。

【推拿】

本病采用以弹拨揉擦法为主推拿。

1. 活血化瘀

患者取坐位，术者站于一侧，以擦法作用于前臂伸肌群桡侧，上下往返治疗 4 ～ 5 遍。

2. 疏通经络

患者取坐位，术者站于一侧，点按手三里、偏历、阳溪、列缺、合谷等穴，约 3 分钟；然后以拇指重点揉按桡骨茎突部及其上下方 2 分钟。

3. 松解粘连

患者取坐位，术者站于一侧，沿前臂拇长展肌与拇短伸肌到第 1 掌骨背侧，以轻快柔和的弹拨法，上下往返治疗 4 ～ 5 遍，重点在桡骨茎突部；再以一手握住患腕，另一手握其手指进行拔伸，并使患腕掌屈、背伸，同时缓缓旋腕。

4. 温经整理

患者取坐位，术者站于一侧，以掌擦法擦桡骨茎突部，以透热为度，擦时可配合药物。

每次总治疗时间为 20 分钟以内，隔日治疗 1 次，5 次为 1 个疗程。

NOTE

[按语]

1.本病手法主要是消除水肿、松解粘连及治疗局部炎性反应，故刺激量不宜过大。

2.避免腕关节的过度运动和接触冷水。

【拔罐】

1. 留罐法

根据病变部位取穴，采用闪火法拔罐，留置 15 ~ 20 分钟。

2. 刺血罐疗法

先用皮肤针在腱鞘炎附近局部叩刺至皮肤渗血，再用大小合适的罐具吸拔 5 分钟，使之出血少许。

【耳针】

1. 取穴

指、腕、耳尖、枕小神经点、耳背静脉。

2. 方法

（1）刺血法：每次取一侧耳穴，左右耳交替进行，按摩耳郭使其充血后，以 75% 乙醇做常规消毒，再用注射针头点刺耳尖、耳背静脉及腕、指，每隔 3 天治疗 1 次，每个穴位出血量为 10 ~ 20 滴。

（2）压籽法：每次取一侧耳穴，两耳交替使用。耳郭常规消毒后，用中药王不留行籽贴压在所选穴位上，边贴边按压，贴紧固定，并嘱患者每日按压耳穴 3 ~ 5 次，以加强刺激。隔日换贴 1 次，5 次为 1 个疗程。如对胶布过敏，及时取下，以免造成耳部水肿。

第十节　旋后肌综合征

一、概述

旋后肌综合征是桡神经深支（骨间背神经）经过旋后肌腱弓附近时被卡压，从而导致神经支配区功能障碍的一种综合征，又称"桡管综合征"。

二、适宜技术

【针刺】

1. 治法

调气活血，舒筋通络。

2. 取穴

以局部阿是穴为主，可加手三里等穴。

3. 操作

平补平泻，可加艾灸。气血瘀滞者，局部加拔火罐。

4. 方义

手三里与阿是穴合用，可疏调局部经络气血，舒筋通络止痛。

NOTE

【艾灸】

1. 取穴

曲池、手三里、外关、天井、合谷、阿是穴。

2. 方法

曲池、外关、合谷选用温灸盒灸；手三里、天井选择温和灸；阿是穴选用回旋灸。轻者每天 1 次，每穴 5 ～ 10 分钟；重者每日 2 ～ 3 次，每穴 5 ～ 10 分钟。

[按语]

1. 灸疗可以改善因桡神经深支（骨间背神经）在旋后肌腱弓被卡压引发的前臂及手指运动障碍、乏力疼痛等不舒适的症状。

2. 艾灸期间避免过度使用患肢，加重病情，功能恢复锻炼应循序渐进。

3. 艾灸期间，宜多饮热开水，保持室内通风，少去公共场所。

【推拿】

本病采用以弹拨法并擦热为主推拿治疗。

1. 患者取坐位，患肘置于治疗床上，术者沿旋后肌解剖部位予以按揉、一指禅推法。时间约 3 分钟。

2. 继上势，术者于旋后肌压痛点处予以弹拨手法，同时配合前臂旋前、旋后，以酸胀患者耐受为度。时间为 3 ～ 5 分钟。

3. 在旋后肌处涂上推拿介质，沿着旋后肌直行方向予以擦法治疗，以透热为度。

每次总治疗时间 10 分钟以内，每日治疗 1 次，5 次为 1 个疗程。

[按语]

1. 避免前臂过度活动和劳累。

2. 注意与网球肘相鉴别。

NOTE

第十一节 肘管综合征

一、概述

肘管是由内上髁、尺骨鹰嘴和附着在其上的尺侧腕屈肌腱弓共同构成的骨纤维性管道，随着肘关节的屈伸活动，该纤维膜弓的松紧也相应变化，伸肘时松弛，肘管增大，屈肘时紧张，肘管变小。

二、病因

各种原因如肘部劳损，管内组织肿胀，腱弓肥厚，或肘部骨折，骨块突入肘管，或退变增生，或新生物压迫等均可使管腔变小，使走行在其中的尺神经受压而发生本病。

三、适宜技术

【针刺】

1. 治法
调气活血，舒筋通络。

2. 取穴
以局部阿是穴及手少阳、手太阳经穴为主。

NOTE

主穴：小海、支正、腕骨、中渚、阳池。

配穴：手阳明经筋证配肘髎、合谷；手少阳经筋证配外关、天井；手太阳经筋证配阳谷。

3. 操作

毫针泻法，可加艾灸。

4. 方义

手太阳、手少阳循行于手轴侧部，与局部阿是穴合用，可疏调局部经络气血，舒筋通络止痛。

【艾灸】

1. 取穴

小海、支正、腕骨、养老、后溪、中渚、阳池。

2. 方法

小海、支正、腕骨、养老可选用温和灸；后溪、中渚、阳池可回旋灸。轻者每天一次，每穴 5～10 分钟；重者每日 2～3 次，每穴 5～10 分钟。

> [按语]
>
> 1. 灸疗可以改善疼痛和麻木症状。
>
> 2. 对局部感觉麻木者，要严格掌握火灸之轻重度。
>
> 3. 艾灸期间，宜多饮热开水，保持室内通风，少去公共场所。

【推拿】

本病采用以按揉小海穴为主推拿。

1. 患者取坐位或仰卧位，肩关节外展，肘下垫枕，术者坐于患侧，屈曲患者肘关节，于肘管处行拇指按揉法，时间 3～5 分钟。

2. 继上势，术者按揉、揉拿自肘部沿前臂尺侧向远端至小指，往返操作 5 遍。并配合肘关节的屈伸及旋转运动。

3. 继上势，术者在患肘至前臂尺侧涂上推拿介质，做向心性擦法，

NOTE

重点在小海穴部位，以透热为度。

　　每次总治疗时间 10 分钟以内，每日治疗 1 次，5 次为 1 个疗程。

[按语]

1. 避免前臂过度活动和劳累。

2. 若有明显肌肉萎缩，推拿后症状无好转则予以手术治疗。

NOTE

第 四 章

下肢病证

第一节 髌骨软化症

一、概述

髌骨软化症是髌骨、股骨髁软骨面因慢性损伤后，使软骨肿胀、龟裂、侵蚀、脱落改变，造成以膝前部疼痛、痿软无力为主要症状的一种慢性膝关节疾病。

二、病因

膝关节半屈曲位时过度劳损是引起本病的主要原因。由于膝关节长期反复扭转活动、过度屈伸动作，髌股关节面相互摩擦、挤压，软骨面因磨损面失去光泽，早期呈毛玻璃样变性，后期关节软骨软化，关节滑囊、滑膜等炎性改变，髌骨周缘增生。若软骨龟裂、脱落则形成关节鼠，导致关节交锁征。

三、适宜技术

【针刺】

1.治法
调气活血，舒筋通络。

2. 取穴

以局部阿是穴为主。阿是穴、内膝眼、犊鼻、鹤顶、血海、梁丘。

3. 操作

毫针刺法，可加艾灸。

4. 方义

取阿是穴、内膝眼、犊鼻、鹤顶诸穴以疏通局部经络气血，舒筋通络止痛。股四头肌萎缩患者可适当配用血海、梁丘。

[按语]

1. 针刺治疗本病疗效较好，可配合艾灸或热敷。

2. 避免不科学的持续性蹲位和剧烈的运动，如爬山、爬楼梯等膝关节屈曲位负重的锻炼。

3. 保持合适的体重。

4. 膝关节出现不适或不定位疼痛时，要考虑到早期髌骨软化症的可能，要及时休息，及时治疗。

【艾灸】

1. 取穴

犊鼻、内膝眼、足三里、阿是穴。

2. 方法

犊鼻穴、内膝眼选用温和灸；足三里、阿是穴选用温灸盒灸。每日2～3次，每穴15～20分钟。

[按语]

1. 艾灸后早期应卧床休息，抬高患肢并固定膝关节，减少运动量；中后期可配合做股四头肌收缩活动和支腿抬高活动。

2. 注意局部保暖，避免寒冷刺激。

NOTE

【推拿】

本病采用按揉髌周推拿法。

1. 患者取仰卧位，腘窝垫枕。术者沿髌骨边缘施轻柔缓和的按揉法，边按揉边将髌骨做向内、向外、向上、向下推揉。时间约5分钟。

2. 继上势，术者在髌上囊及髌尖部用拇指按揉法，手法宜轻柔。时间约5分钟。

3. 继上势，术者用拇指按揉鹤顶、膝眼、阴陵泉、阳陵泉等穴，每穴约1分钟。

4. 继上势，术者用手掌部按于髌骨上施掌揉法，手法宜轻柔，使关节内有温热感。时间2～3分钟。

5. 继上势，术者沿髌骨两侧施擦法，以透热为度。然后做膝关节杠杆扳法，搓揉膝关节结束治疗。

每次总治疗时间20分钟以内，隔日治疗1次，5次为1个疗程。

[按语]

1. 手法轻柔，无须用重手法刺激。做擦法时要防止皮肤擦破。

2. 急性发作期应减少患膝活动量，多注意休息。

3. 加强股四头肌功能锻炼，防止肌萎缩。

【拔罐】

本病多采用刺络拔罐法。取阿是穴，局部皮肤常规消毒后，在关节周围阿是穴处叩刺，使皮肤发红并微出血，然后拔火罐。如能拔出少量瘀血，则疗效更佳。

【敷贴】

药物组成：伸筋草、海桐皮、钩藤、透骨草、红花、桂枝、附子、乳香、没药、当归、延胡索、怀牛膝各25g。

操作：上述药物分装于2个纱布袋，陈醋、白酒各1份，浸透药

NOTE

袋，蒸熟，置于髌骨上，2 袋交替使用，每次 40 ～ 50 分钟，每日 2 次，每副药物使用 3 ～ 4 日。

【熏蒸】

药物组成：补骨脂 20g，熟地黄 20g，川续断 20g，淫羊藿 10g，附子 30g，骨碎补 15g，桂枝 30g，赤芍、白芍各 20g，知母 20g，羌活、独活各 20g，防风 20g，牛膝 20g，生麻黄 30g，地鳖虫 20g。

操作：上药煎汤，放入熏蒸机，对准患处进行熏蒸治疗，每次 30 分钟，每天 1 次。

NOTE

第二节　髌下脂肪垫损伤

一、概述

髌下脂肪垫位于髌骨下缘的髌韧带两侧，相当于膝眼处，起到衬垫和润滑关节的作用。髌下脂肪垫损伤系指膝关节急性损伤或慢性劳损引起脂肪垫的无菌性炎症。

临床上以两侧膝眼肿胀、压痛，关节屈伸受限为主要特征。本病好发于运动员及膝关节屈伸运动过多的人，如经常爬山、下蹲起立者，肥胖者更易发生。

二、病因

急性损伤常因膝关节过伸位着地直接挤压损伤。慢性损伤常因膝关节屈伸时，脂肪垫在胫股关节之间受挤压、摩擦所致。脂肪垫肥厚时，可随膝关节活动嵌入关节间隙而出现交锁现象。

NOTE

三、适宜技术

【针刺】

1. 治法

调气活血，舒筋通络。

2. 取穴

以局部阿是穴为主。阿是穴、内膝眼、犊鼻。

3. 操作

毫针刺法，可加艾灸。

4. 方义

取阿是穴、内膝眼、犊鼻诸穴以疏通局部经络气血，舒筋通络止痛。

［按语］

1. 针刺治疗本病疗效较好，可配合艾灸或热敷。

2. 平时可试将鞋跟垫高，以避免膝关节伸直，这样脂肪垫不受挤压，可消除疼痛，且有助于消肿。

【艾灸】

1. 取穴

犊鼻、内膝眼、阳陵泉、膝关、足三里、阿是穴。

2. 方法

犊鼻、内膝眼选用温和灸；阳陵泉、膝关、足三里、阿是穴选用温灸盒灸。每日 2～3 次，每穴 15～20 分钟。

NOTE

[按语]

1.艾灸可以有效改善膝关节疼痛。

2.艾灸后，早期应卧床休息，避免膝关节频繁的屈伸活动，以防膝关节突然的碰撞及过度的伸膝旋转；中后期可配合膝关节功能锻炼，保持膝部血流通畅。

3.疼痛严重，病程超过6个月而保守疗法无效者，可考虑手术治疗。

【推拿】

本病采用按揉膝眼拔伸推拿法。

1.患者取仰卧位，患膝腘窝部垫枕使膝关节呈微屈（约屈膝45°），术者先在其膝关节两侧膝眼施按揉法操作。手法宜轻柔，时间约5分钟。

2.继上势，术者用拇指点、按揉梁丘、阴陵泉、阳陵泉等穴，以酸胀为度，用力不宜过重。每穴约1分钟。

3.继上势，患者屈膝屈髋90°，一助手两手握住其股骨下端，术者双手握持踝部，两者相对用力拔伸数次，再做内、外旋转小腿数次，然后做膝关节尽量屈曲，再缓缓伸直数次。

4.继上势，术者做膝关节杠杆扳法3～5次，可解除脂肪垫嵌顿，改变脂肪垫与胫股关节的关系。

5.继上势，患者取半屈膝位，术者沿关节间隙施小鱼际擦法，以透热为度。搓揉膝关节结束治疗。

每次总治疗时间20分钟以内，隔日治疗1次，5次为1个疗程。

[按语]

1. 急性期避免膝关节过度屈伸活动，后期宜加强膝关节功能锻炼。

2. 对手法治疗无效者，可行手术切除肥厚的脂肪垫；或局部注射强的松龙 12.5 ～ 25mg 加 1% 普鲁卡因 5 ～ 10mL，效果良好，此法可重复 2 ～ 3 次。

3. 注意膝部保暖，对伴有膝部其他疾病者，应同时给予治疗。

【熏蒸】

药物组成：海藻 20g，昆布 20g，穿山甲 20g，黄芪 22g，当归尾 22g，赤芍 14g，川乌 14g，草乌 14g。

操作：每剂中药加水 3kg，倒入搪瓷盆内，煮沸后再煎煮 10 ～ 15 分钟，患肢置于盆上，用浴巾围盖患肢及盆，使患肢受到药液熏蒸，待药液不烫时揭去浴巾，将患肢用毛巾浸入药液包裹，用勺子将药液倒在毛巾上，每天熏洗 2 ～ 3 次，每次 30 分钟。每剂中药连续熏洗 2 天，再更换新药，熏洗完毕后用毛巾擦干患肢。

NOTE

第三节　产后骶髂关节错缝

一、概述

产后骶髂关节错缝俗称产后腰痛，是指产妇在婴儿产出后由于腹压突然减低，使原先撑开的骨盆瞬间闭合过程中，出现骶髂关节对合不佳或耻骨联合韧带损伤分离，引起或遗留以下腰部骶髂关节一侧或两侧疼痛为主症的一种病症。

二、适宜技术

【针刺】

1. 治法

调气活血，舒筋通络。

2. 取穴

以局部阿是穴为主。阿是穴、八髎。

3. 操作

毫针刺法，可加艾灸。

4. 方义

取阿是穴、八髎等穴以疏通局部经络气血，舒筋通络止痛。

[按语]

1.针灸治疗本病疗效较好，可配合艾灸或热敷。

2.平时应嘱咐产妇卧硬板床。

3.产妇可加强腹肌、背肌和臀肌锻炼，避免弯腰、举重物等活动。

4.骶髂关节损伤容易合并同侧下肢放射痛，多在臀部、大腿后部坐骨神经分布区和大腿根前内侧。

【艾灸】

1. 取穴

肾俞、关元俞、八髎穴、阿是穴。

2. 方法

肾俞、关元俞、八髎穴可以选用温灸盒灸；阿是穴可以选择温和灸。每日 2～3 次，每穴 15～20 分钟。

[按语]

1.艾灸可以有效改善骶髂关节疼痛。

2.艾灸后可配合选用推拿治疗，以舒筋通络、活血散瘀，尤以急性期为宜。

3.艾灸期间，宜卧床休息，并注意腰骶部保暖。

【推拿】

本病采用蛙式四步扳法推拿。

1. 自体牵引势：患者取俯卧位，在患侧髂前部垫一枕头，患侧下肢悬挂于治疗床外，自然下垂，不能用足着地支撑。此法利用患侧肢体的自身重量做自体牵引，牵引时间 10～15 分钟。

2. 屈膝屈髋势：继上势，在自体牵引的姿势上，术者以一手托起患侧膝部，做极度的屈膝屈髋运动，另一手按压患侧骶髂关节处，按压与

NOTE

屈膝屈髋同步进行，重复做 3 次，转第 3 步操作。

3. 屈膝屈髋外展势：继上势，在上述极度屈髋屈膝姿势基础上，术者托膝关节的手用力做"蛙式"外展扳动，按压骶髂关节的手同时向下用力按压，按压与外展同步进行，重复做 3 次。转第 4 步操作。

4. 外展后伸扳势：继上势，在上述极度外展姿势的基础上，转为后伸扳法。术者一手托起患肢膝部用力抬腿由外展姿态势转为后伸扳法，另一手同时向下用力按压骶髂关节，按压与后伸同步进行，重复做 3 次。

5. 以上 2、3、4 步重复操作 3 遍。

每次总治疗时间 20 分钟以内，每日治疗 1 次，5 次为 1 个疗程。

[按语]

1. 患侧肢体做自体牵引时，下肢自然下垂放松，足尖不能踮地用力，有助于骶髂关节拉开，为整复创造条件。

2. 在自体牵引的状态下做扳法，施扳法时要稳、准，动作要连贯到位，扳法操作用力以患者能忍受为限，施扳法后可在局部做按揉法、擦法，可缓解局部症状。

3. 治疗期间，宜卧床休息，并注意腰骶部保暖。

【拔罐】

1. 留罐法

取委中、承山、阿是穴，采用闪火法拔罐，在以上穴位拔罐后留罐 15 ～ 20 分钟。

2. 针罐法

毫针针刺得气后，在穴位上拔罐并留罐 15 ～ 20 分钟。

第四节 腓肠肌痉挛

一、概述

腓肠肌痉挛俗称"小腿抽筋"，系指小腿后侧肌群因急、慢性损伤，或受冷刺激，或风寒湿侵袭所引起的以小腿部肌肉痉挛、疼痛为主的一种病症。

二、病因

急性损伤常因弹跳用力过猛、登山等运动，或踝关节过度背伸用力牵拉，引起小腿肌肉强力收缩而拉伤。慢性劳损常因腓肠肌长期反复牵拉，超过肌肉负荷导致乳酸积聚。小腿受凉如游泳、睡眠时小腿裸露等也可引起腓肠肌痉挛。此外，缺钙也会引起小腿抽筋。

三、适宜技术

【针刺】

1. 治法

调气活血，舒筋通络。

NOTE

2. 取穴

以局部阿是穴为主。

（1）方法一：合谷、后溪。

操作：毫针强刺激，速刺不留针，20～30秒后起针。

方义：合谷为手阳明经原穴，后溪为手太阳经输穴，二穴配伍使用，行气力量强，常可一次而愈。无针，以指甲掐此二穴，也能获效。

（2）方法二：阿是穴、委中、承山。

操作：毫针刺法，刺激量不宜过强，可加艾灸。

方义：取阿是穴、委中、承山诸穴以疏通局部经络气血，舒筋通络止痛。

[按语]

1. 针刺治疗本病疗效较好，可配合艾灸或热敷。

2. 轻者适当活动下肢即可自行缓解；疼痛剧烈者，可热敷并按摩腓肠肌。

3. 平时注意下肢保暖。

4. 老年人应适当多吃含钙量高的食品，如牛奶，大豆等。

5. 运动前要充分准备活动。

【艾灸】

1. 取穴

承山、解溪、昆仑。

2. 方法

承山选用温灸盒灸；解溪、昆仑可以选择温和灸。每天1～2次，每穴15～20分钟。

［按语］

1. 艾灸可以改善小腿痉挛及疼痛等不适。

2. 艾灸后可配合选用推拿治疗，以舒筋通络解痉。

3. 艾灸期间宜注意局部保暖。

【推拿】

本病采用擦揉推擦推拿法。

1. 患者取俯卧位，术者立于患侧，沿其腘窝部经腓肠肌至跟腱部用擦法往返治疗，手法宜轻柔缓和，并配合做踝关节被动跖屈和背伸运动，时间5～8分钟。

2. 继上势，术者以拇指按揉法在委中、承山、承筋、昆仑等穴施术，每穴约1分钟。

3. 继上势，术者自跟腱沿腓肠肌肌腹向腘窝方向用掌根推法操作。并用拇指按揉腓肠肌内、外侧头附着处，配合五指拿捏腓肠肌数次，时间3～5分钟。

4. 继上势，术者自跟腱向腘窝方向做与腓肠肌平行方向施擦法，以透热为度。局部可加用湿热敷。

5. 患者改仰卧位，屈膝屈髋约45°，术者沿其腓肠肌做轻柔的上下往返的揉拿法，搓揉小腿部结束治疗。时间2～3分钟。

每次总治疗时间20分钟以内，隔日治疗1次，5次为1个疗程。

［按语］

1. 急性损伤有内出血者，视出血程度在伤后24～48小时才能推拿。损伤即刻宜用冰敷止血，但不宜超过8分钟。

2. 避免小腿过度用力，以减少炎性渗出。

3. 注意局部保暖，避免风寒湿侵袭再引起肌痉挛。

【拔罐】

拔罐治疗本病疗效较佳。临床一般采用留罐法，取穴环跳、委中、

NOTE

承筋，用闪火法拔罐，留罐 10 分钟。隔日 1 次，6 次为 1 个疗程。

【熏蒸】

药物组成：生盐 250g，陈醋适量。

操作：将生盐炒烫，边加入陈醋边炒，炒 1～2 分钟后，装入布袋，热熨患处，以痉挛缓解为度。

第五节 股内收肌损伤

一、概述

股内收肌是内收肌群的简称,包括耻骨肌、股薄肌、长收肌、短收肌和大收肌,分别起于耻骨、闭孔下缘和坐骨结节,除股薄肌止于胫骨粗隆内下方外,其余肌肉均止于股骨粗线。其功能使大腿内收、略带外旋。本病以大腿内侧疼痛、痉挛,内收、外展活动时疼痛加剧为主要特征,又称股内收肌综合征。

二、病因

本病常因大腿过度内收用力,或过度外展牵拉所导致,属于一种急性损伤。以前多见于骑马致伤,故本病又称"骑士捩伤"。武术、跳高、跨栏、体操等运动项目最易造成这种损伤。

三、适宜技术

【艾灸】

1. 取穴

血海、足三里、阳陵泉、阴陵泉、伏兔、阿是穴。

NOTE

2. 方法

血海、阳陵泉、阴陵泉、伏兔选用隔姜灸；足三里可以选择温和灸；阿是穴可采用回旋灸。轻者每天1次，每穴5～10分钟；重者每日2～3次，每穴5～10分钟。

> [按语]
>
> 1. 灸疗可以改善股内收肌损伤所引发的疼痛、麻木等不适症状。
>
> 2. 艾灸期间，宜多饮热开水，保持室内通风，少去公共场所。

【推拿】

本病采用屈膝外展位揉推拿法。

1. 患者取仰卧位，患肢呈屈膝略外旋体位。术者在大腿内侧用揉法、按揉法上下往返治疗；以拇指在内收肌附着处做重点按揉，手法宜轻柔缓和，时间5～8分钟。

2. 继上势，以拇指按揉阴陵泉、阴廉、箕门、血海等穴，每穴1分钟，再沿内收肌用轻柔的拿法与弹拨法交替操作2～3分钟。

3. 继上势，患肢呈屈膝屈髋分腿位，足踝置于健侧膝上部。术者在其大腿内侧肌群用揉法治疗，边揉动边按压患肢膝部，一按一松，使之逐渐完成"4"字动作。

4. 继上势，患侧下肢外展，术者沿内收肌肌纤维方向施擦法，以透热为度。

5. 继上势，术者做髋关节外展、内收及摇髋法等被动活动，搓揉腿部结束治疗。

每次总治疗时间20分钟左右，隔日治疗1次，5次为1个疗程。

［按语］

1.诊断需明确，内收肌肿胀明显者需要排除骨折可能。

2.急性损伤皮下出血者，应视出血量多少，在24～48小时后，且出血无进行性加重时才能推拿。

3.治疗期间应避免大腿过度外展和内收活动。

4.推拿治疗期间可根据病情需要，配合蜡疗、超声波疗法或中药外敷法治疗等活血化瘀治疗。

NOTE

第六节　股二头肌损伤

一、概述

股二头肌长头起于坐骨结节，短头起于股骨粗线中部，止于腓骨小头。肌腱牵拉损伤以近端附着点（坐骨结节）最为常见，远侧附着点受累较少，撕裂损伤常发生在肌腹及肌腹与肌腱交界处。损伤后即出现股后肌群痉挛、疼痛、活动功能受限，伤处出血，渗出增加，日久机化、粘连，影响髋关节和膝关节的伸屈功能。临床以长头肌腱损伤较为多见。

二、病因

本病多由间接外力所致，常因屈小腿后蹬、伸大腿用力过猛，或极度屈髋伸膝、踢腿、压腿等动作，使股二头肌急剧收缩或过度牵拉，导致肌纤维的撕裂伤或肌腱附着处牵拉损伤。

三、适宜技术

【艾灸】

1. 取穴

承扶、委阳、膝阳关、阿是穴。

2. 方法

承扶、委阳、膝阳关选用温灸盒灸；阿是穴可以选择温和灸。每天1次，每穴 15～20 分钟。

> ［按语］
>
> 1. 艾灸可以有效缓解损伤部位疼痛、肿胀及膝关节屈伸不利等不适症状。
>
> 2. 艾灸期间，可配合按揉类手法推拿局部，防治肌肉萎缩。
>
> 3. 艾灸期间，宜注意卧床休息，减少下肢运动量。

【推拿】

本病采用痛点揉擦推拿法。

1. 患者取俯卧位，术者沿其股后肌群至腘窝部用滚法、按揉法往返施术，手法宜轻柔缓和，掌握轻—重—轻原则，时间 5～7 分钟。

2. 继上势，术者以拇指按揉承扶、殷门、委中穴，并在坐骨结节部做重点按揉，时间约 5 分钟。

3. 继上势，术者沿股后肌群用掌揉法、拿法施术，重点在压痛明显处，在痉挛的肌束、肌腹与肌腱交界处可配合弹拨法操作，手法宜深沉，时间 3～5 分钟。

4. 继上势，患者取膝关节半屈曲位，术者在其腘窝部施滚法，并与按揉法、弹拨法配合使用。时间 2～3 分钟。

5. 术者在股后肌群沿肌纤维平行方向施擦法，以透热为度。

NOTE

每次总治疗时间 20 分钟以内，隔日治疗 1 次，5 次为 1 个疗程。

[按语]

1. 损伤急性期视出血量多少，应在 24 ~ 48 小时后，且出血无进行性加重时才能推拿。

2. 手法操作应掌握轻—重—轻原则。

3. 伴有撕脱性骨折者，不宜做手法治疗，应按骨折处理。

4. 治疗期间应避免患侧髋关节和膝关节过度活动，以防止再次损伤。

第七节 半月板边缘损伤

一、概述

膝关节半月板边缘损伤是指膝部因急、慢性损伤，导致半月板软骨边缘前后角撕裂，引起膝关节疼痛、肿胀、关节受限等综合症状。本病青壮年多见，常发生于半蹲位工作的矿工、搬运工及运动员等。

二、病因

半月板为富有弹性的纤维软骨，分内外两侧，外侧呈"O"形，内侧呈"C"形，对膝关节起衬垫作用，具有维持关节稳定和缓冲作用力的功能。半月板紧贴于胫骨平台上，在膝关节做屈伸活动时，半月板可向前或向后移动；在膝关节做内外旋转时，半月板也可随膝关节活动呈一前一后的移动。内、侧半月板的损伤取决于膝关节的旋转方向和扭转力。长期蹲位或起蹲扭膝作业者，可因半月板过度磨损或积累性损伤而发病。膝关节内侧副韧带损伤可累及内侧半月板的损伤。

NOTE

三、适宜技术

【针刺】

1. 治法
调气活血，舒筋通络。

2. 取穴
以局部阿是穴为主。阿是穴、内膝眼、犊鼻。

3. 操作
毫针刺法，可加艾灸。

4. 方义
取阿是穴、内膝眼、犊鼻诸穴以疏通局部经络气血，舒筋通络止痛。

［按语］

1. 针刺治疗本病疗效较好，可配合艾灸或热敷。

2. 上下楼梯时，必须全神贯注，踏稳之后再迈第二步，注意避免外伤。

【艾灸】

1. 取穴
犊鼻、内膝眼、膝关、膝阳关、阿是穴。

2. 方法
犊鼻、内膝眼选用温和灸；膝关、膝阳关、阿是穴选用温灸盒灸。每日 2 ～ 3 次，每穴 15 ～ 20 分钟。

[**按语**]

1. 艾灸可以改善膝关节疼痛和屈伸功能障碍等症状。

2. 艾灸后，早期可配合做股四头肌收缩活动和支腿抬高活动，中后期可带外固定下地练习步行，防止肌肉萎缩。

3. 注意局部保暖，避免寒冷刺激。

【推拿】

本病采用动态定位推揉推拿法。

1. 动态定位按揉法：根据半月板随膝关节内外旋转能一前一后移动的规律进行定位。

（1）半月板前角损伤：患者仰卧屈膝 45°～ 60°。内侧前角损伤时，将小腿外旋使内侧半月板前移至膝关节前间隙内侧；外侧前角损伤时，将小腿内旋使外侧半月板前移至膝关节前间隙外侧。术者用拇指按在内侧或外侧膝眼，利用拇指偏锋分别由膝眼向膝关节的内侧或外侧间隙进行推揉。手法宜深沉，时间 5 ～ 8 分钟。

（2）半月板后角损伤：患者俯卧屈膝 45°～ 60°。内侧后角损伤时，术者一手按住其足跟将小腿外旋，使半月板后角后移至膝关节后间隙内侧（腘窝内侧）；外侧后角损伤时，术者一手按住其足跟将小腿内旋使半月板后移至膝关节后间隙外侧（腘窝外侧）。然后术者用拇指按在腘窝的内侧或外侧，利用拇指偏锋分别由腘窝向膝关节间隙的内侧或外侧间隙进行推揉。手法宜深沉，时间 5 ～ 8 分钟。

2. 交锁解除法

（1）患者取仰卧位，术者一手按住膝部，另一手握住踝上方，缓缓屈伸膝关节，并内、外旋小腿，幅度由小到大，双手协调缓和，反复操作 5 次。

（2）继上势，术者用膝关节杠杆扳法操作 5 次。

3. 患者仰卧半屈膝，术者用拇指按揉两侧膝眼穴，中指勾揉委中、委阳穴，每穴 1 分钟。

NOTE

4. 继上势。前角损伤，患者仰卧半屈膝，术者自膝关节内侧或外侧沿膝关节间隙用小鱼际擦法，以透热为度。后角损伤，患者俯卧半屈膝，术者沿腘窝线向内侧或外侧用小鱼际擦法，以透热为度。

5. 患者仰卧，术者一手扶膝关节，另一手握住小腿下端做顺时针、逆时针方向环摇膝关节各 3 次。

每次总治疗时间 20 分钟以内，隔日治疗 1 次，5 次为 1 个疗程。

[按语]

1. 关节肿胀明显时，可行关节穿刺术，抽出液体，加压包扎，关节制动。

2. 可配合活血化瘀、利水消肿的中药以内服外敷。

3. 嘱患者积极进行股四头肌功能锻炼，防止肌萎缩。

4. 保守治疗无效时，或症状加重者，应建议手术治疗。

【熏蒸】

药物组成：红花 10g，艾叶 250g，透骨草 250g，当归 10g，川续断 10g，赤芍 10g，乳香 10g，没药 10g，血竭 10g，花椒 10g，追地风 10g，千年健 10g，独活 10g，羌活 10g，桑寄生 10g，防风 10g，白芷 10g。

操作：将上述中药放入 40cm×30cm 的布袋，放入蒸锅内隔水蒸 30 分钟，趁热将药包置于垫有毛巾的患膝上，外面以塑料薄膜包扎以防热量散失，每包药可蒸 6 次。每日上下午各 1 次，每次 30 分钟。

NOTE

第八节 股四头肌损伤

一、概述

股四头肌由股直肌、股外股、股间肌和股内肌组成，除股直肌起于髂前下棘外，其余三肌均起于股骨干，向下融合成肌腹通过髌骨，借助髌韧带止于胫骨粗隆。股四头肌损伤系指股四头肌遭受外力直接作用或间接作用，使股四头肌强力收缩、牵拉引起肌腹及肌腱的急性损伤。损伤后出现局部出血、肿胀，肌痉挛、疼痛等症状，肌肉收缩能力受限，从而影响髋膝关节的屈伸功能。

二、适宜技术

【艾灸】

1. 取穴

髀关、伏兔、阴市、梁丘、足三里、犊鼻。

2. 方法

髀关、伏兔、阴市、梁丘选用隔姜灸；足三里可以选择温和灸；犊鼻可采用回旋灸。轻者每天 1 次，每穴 5～10 分钟；重者每日 2～3 次，每穴 5～10 分钟。

NOTE

［按语］

1. 艾灸可以改善股四头肌损伤所引发的疼痛、麻木等不适症状。

2. 艾灸期间，宜多饮热开水，保持室内通风，少去公共场所。

【推拿】

本病采用㨰推揉擦推拿法。

1. 患者取仰卧位，术者自髂前下棘部沿股四头肌至膝部用㨰法往返施术，手法宜轻柔缓和，掌握轻—重—轻原则，时间 5 ～ 7 分钟。

2. 继上势，术者沿股四头肌施揉、拿法，在痉挛的肌纤维、肌腱处作重点治疗，可配合轻柔的弹拨法操作，时间 3 ～ 5 分钟。

3. 继上势，术者用拇指按揉梁丘、伏兔、髀关、鹤顶等穴位，再用掌揉法按揉损伤部位，时间 3 ～ 5 分钟。

4. 继上势，术者在损伤部位沿肌纤维平行方向施擦法，以透热为度，沿股四头肌至膝关节施搓揉法，配合抖下肢结束治疗。

5. 损伤局部可加用药物湿热敷。

每次总治疗时间 20 分钟以内，隔日治疗 1 次，5 次为 1 个疗程。

［按语］

1. 损伤急性期视出血量多少，应在 24 ～ 48 小时后，且出血无进行性加重时才能推拿。

2. 手法操作应掌握轻—重—轻原则。

3. 伴有撕脱性骨折者，不宜做手法治疗，应按骨折处理。

4. 急性期过后应逐渐配合加强股四头肌功能训练，防止股四头肌萎缩。

第九节 股外侧筋膜炎

一、概述

股外侧筋膜炎是指股外侧肌肉和筋膜的无菌性炎症反应，表现为股外侧持续或者间歇的慢性疼痛、酸软、无力等症状。

二、病因

股外侧最主要的组织为髂胫束。髂胫束是大腿前侧肌的阔筋膜张肌的移行部分。当腿部受寒，腰臀髋部病变或膝踝部病变，由于站立、行走、负重等使肌肉和筋膜长期紧张、疲劳等，可诱发筋膜炎急性发作。

三、适宜技术

【艾灸】

1. 取穴

血海、足三里、阳陵泉、阴市、伏兔、风市。

2. 方法

血海、阳陵泉、阴市、伏兔、风市选用隔姜灸；足三里可以选择温和灸。轻者每天 1 次，每穴 5 ~ 10 分钟；重者每日 2 ~ 3 次，每穴

NOTE

5～10分钟。

> [按语]
>
> 1.艾灸可以改善股外侧筋膜炎所引发的疼痛、麻木等不适症状。
>
> 2.艾灸期间，宜多饮热开水，保持室内通风，少去公共场所。

【推拿】

本病采用揉推揉擦推拿法。

1.患者取仰卧位，术者用叠拇指按揉法沿髂胫束上下往返按揉，配合弹拨法操作，时间3～5分钟。

2.患者取侧卧位，患侧朝上并半屈膝，术者用鱼际擦法在大腿外侧往返操作，手法宜深沉缓和，时间3～5分钟。

3.继上势，术者用掌揉法大腿外侧疼痛部位，按揉风市、居髎、阳陵泉等穴，时间3～5分钟。

4.继上势，术者在大腿外侧用掌擦法操作，以透热为度。最后搓揉大腿，做屈髋屈膝运动及抖下肢法结束治疗。

每次总治疗时间20分钟以内，隔日治疗1次，5次为1个疗程。

> [按语]
>
> 1.治疗期间避免久行，减少负重，减少患侧下肢活动幅度。
>
> 2.局部注意保暖，可用药物湿热敷或TOP照射。
>
> 3.如因其他原发病所致者，应以治疗原发病为主，并辅以本法。

第十节　腘肌损伤

一、概述

腘肌为腘窝部的短小肌肉，起于股骨外上髁，向内斜行腘窝止于胫骨近端后面，起到屈小腿、内旋小腿的作用。腘肌损伤后出现腘窝部疼痛、腘肌痉挛、运动障碍等症状。

二、病因

腘肌损伤常因伸小腿、内旋小腿过猛，或抗阻力屈小腿、内旋小腿牵拉所致。本病多见于运动员。由于腘肌短小，斜行于腘窝部，因此该肌损伤常易被忽视。

三、适宜技术

【针刺】

1. 治法
行气活血，疏经通络。

2. 取穴
委阳、承山、浮郄、阳陵泉、委中、足三里、合阳、阿是穴等。

NOTE

3. 操作

阿是穴（腘肌起点、点压痛位置）毫针点刺，阿是穴（腘肌肌腹条索状结节压痛位置）行斜刺针法（沿着腘肌纤维斜刺并刺穿肌腹，注意回避血管和神经），委阳、承山、浮郄、阳陵泉、委中、足三里、合阳等其他穴位行常规针刺法，平补平泻，留针 30 分钟。

4. 方义

腘肌损伤属于足太阳膀胱经病症，按照"经脉所过，主治所及"的治疗原则，选择委中、委阳、浮郄三穴位舒气通经，调和气血，以活血祛瘀；选择承山、合阳两穴位舒筋解痉；选择阿是穴止痛消肿，柔筋缓急；阳陵泉为筋会，能调节诸筋，滑利关节；足三里为多气多血足阳明胃经穴，补益气血，使经脉气血旺盛。

【艾灸】

1. 取穴

委中、委阳、足三里、合阳、阴谷。

2. 方法

委中选用隔姜灸；委阳、合阳、阴谷可以选择回旋灸；足三里可以选择温和灸。轻者每天 1 次，每穴 5 ～ 10 分钟；重者每日 2 ～ 3 次，每穴 5 ～ 10 分钟。

［按语］

1. 艾灸可以改善腘肌损伤所引发的疼痛、麻木等不适症状。

2. 艾灸期间，宜多饮热开水，保持室内通风，少去公共场所。

【推拿】

本病采用俯卧屈膝拨揉推拿法。

1. 患者取俯卧位，术者在损伤侧腘窝部、小腿后部用掌揉法、㨰法交替操作。手法宜轻柔，以缓解腘肌痉挛，时间 3 ～ 5 分钟。

2. 继上势，术者将患肢屈膝 45°，用拇指拨揉腘肌，重点拨揉腘肌

的起止点，对痉挛的肌腹可配合用弹拨法操作。手法宜深沉缓和，时间
3～5分钟。

3.继上势，术者用拇指按委中、委阳、承山、承筋等穴位，每穴1
分钟。

4.患者取仰卧位，术者立于其足后方，以一手的前臂置于患肢的腘
窝部作为支点，另一手握住其踝上部用力向内推按，置于腘窝部之前臂
同时向外用力做对抗牵拉，一推一拉以杠杆扳法，屈伸膝关节，重复
3～5次。

5.继上势，术者沿腘肌自腘窝向股骨外上髁，腓肠肌至腘窝施掌擦
法，以透热为度。

每次总治疗时间20分钟以内，隔日治疗1次，5次为1个疗程。

[按语]

1.损伤急性期视出血量多少，应在24～48小时后，且出血无
进行性加重时才能推拿。

2.损伤即刻应制动休息并配合冰敷，但一次冰敷时间不宜超过
15分钟，通常患部有麻木感时即可停止，休息1～2小时后可再冰
敷1次，直到肿胀不再扩大。

3.若有撕裂性骨折者，应按骨折处理。

NOTE

第十一节　跟痛症

一、概述

跟痛症是指跟骨下组织因急、慢性损伤引起的一种无菌性炎性。临床上以跟骨下肿胀、疼痛及足跟部不能着地行走为主要特征。本病包括跟骨下滑囊炎、跟骨下脂肪垫损伤、跟骨骨膜炎及跟骨骨刺症等。本病以骨刺症引起疼痛最为多见，好发于中老年人及肥胖者。

二、病因

临床上，跟痛症常伴有骨刺形成，但足跟痛的程度与骨刺的大小不成正比，而与骨刺的方向有关。如骨刺斜向下方则常有疼痛，若骨刺与跟骨平行则可没有症状。引起跟痛症的原因虽有多种，但主要的病因是跖腱膜或跟腱附着处的慢性炎症。

三、适宜技术

【针刺】

1. 治法

调气活血，舒筋通络。

2. 取穴

以局部阿是穴为主。阿是穴、太溪、昆仑、大钟。

3. 操作

毫针刺法，可加艾灸。

4. 方义

取阿是穴、太溪、昆仑、大钟诸穴以疏通局部经络气血，舒筋通络止痛。

［按语］

1. 针刺治疗本病疗效较好，可配合艾灸或热敷。

2. 注意坐姿和站姿，避免久坐或久站，减少足部运动。

3. 适当改穿软底宽松的运动鞋，或者使用厚而软的鞋垫。

4. 肥胖者可适当考虑控制体重。

【艾灸】

1. 取穴

阿是穴。

2. 方法

阿是穴选择温灸盒灸。每日 2～3 次，每穴 15～20 分钟。

［按语］

1. 艾灸后可做脚跟部按摩，以促进血液循环。

2. 注意局部保暖，避免寒冷刺激。

3. 灸疗期间，穿软底或带软垫的鞋，症状好转后应避免长时间行走，以免复发。

【推拿】

本病采用推揉敲击推拿法。

NOTE

1.患者取俯卧位,术者用掌推法自跟底部至足心往返治疗,并与擦法、按揉法交替使用,手法宜深沉缓和。时间 3～5 分钟。

2.继上势,术者用拇指重点按揉足底跟骨结节部,以深层有温热感为佳,并按揉涌泉、然谷等穴。时间 5～8 分钟。

3.跟底敲击法。在上述推拿的基础上,患足屈膝 90°,足底朝上。术者以一手握其足跖部使足背屈以固定踝关节,另一手持敲击槌,对准骨刺部位敲击,要求用腕力敲击,如蜻蜓点水状,频率要快,有节奏感,不能用蛮力,以被敲击部位有麻木感为宜。

4.敲击完毕,术者自跟底部沿跖腱膜方向施擦法,以透热为度。

每次总治疗时间 20 分钟以内,隔日治疗 1 次,5 次为 1 个疗程。

> **[按语]**
>
> 1.急性期疼痛肿胀较重者,应注意适当休息,减少负重,控制剧烈运动。
>
> 2.穿软底鞋,可在鞋内跟底部垫一块海绵,或针对骨刺部位挖出一个凹陷,以缓冲对骨刺的过度刺激。
>
> 3.每晚可自行热敷、温热水泡脚,注意局部保暖,避免寒冷刺激。

【耳针】

1.取穴

主穴:足跟、肝、肾、神门、皮质下。

配穴:膀胱、肾上腺。

2.方法

(1)毫针法:每次选 3～5 个穴位,用 75% 乙醇消毒耳郭相应部位,在选好穴位处捻入或插入进针,中、强刺激量,每隔 10～15 分钟行针一次,留针 20～30 分钟,每日或隔日 1 次,5～7 天为 1 个疗程。出针时迅速将毫针拔出,用消毒干棉球轻压针孔片刻,以防出血。

(2)压籽法:每次取一侧耳穴,两耳交替使用。耳郭常规消毒后,用中药王不留行籽贴压在所选穴位上，边贴边按压，贴紧固定，并嘱患者每日按压耳穴 3 ～ 5 次，以加强刺激。隔日换贴 1 次，5 次为 1 个疗程。如对胶布过敏，及时取下，以免造成耳部水肿。

（3）刺血法：每次取一侧耳穴，左右耳交替进行，按摩耳郭使其充血后，以 75% 乙醇做常规消毒，再用注射针头点刺耳尖、耳背静脉及足跟，每隔 3 天治疗 1 次，每个穴位出血量为 10 ～ 20 滴。

【熏蒸】

药物组成：透骨草、伸筋草、川芎、威灵仙、川乌、草乌、独活、桂枝、当归、千年健、青风藤各 30g。

操作：将上述药物放入高压锅中，加水加温至 120℃，将药液注入熏蒸治疗机，对足跟疼痛部位进行熏蒸，时间为 30 分钟，每天 1 次。

NOTE

第十二节 踝部骨折后遗症

一、概述

踝部骨折为关节内骨折，易发生创伤性关节炎，长期疼痛而影响关节功能。本病为踝部骨折治愈后，出现的以踝关节疼痛及功能障碍为主要症状的疾病。

二、病因

踝部骨折后遗症常因踝关节受到间接暴力，踝关节骨的连续性中断而治疗愈合后，由合并的韧带、软骨损伤及小关节紊乱所引起。

三、适宜技术

【艾灸】

1. 取穴

解溪、昆仑、丘墟、阳陵泉、阴陵泉、阿是穴。

2. 方法

阿是穴选用隔姜灸；解溪、昆仑、丘墟、阳陵泉、阴陵泉可以选择回旋灸或温和灸。轻者每天 1 次，每穴 5～10 分钟；重者每日 2～3

次，每穴 5 ～ 10 分钟。

[按语]

1.艾灸可以改善踝部疼痛、麻木等不适症状。

2.艾灸期间，避免活动及负重，宜多饮热开水，保持室内通风。

【 推拿 】

本病采用拔伸摇踝推拿法。

1.患者取仰卧位，术者沿其小腿前侧至踝部用擦法或按揉法上下往返治疗，时间 3 ～ 5 分钟。

2.继上势，术者用拇指先按揉损伤周围，待疼痛稍缓解再在损伤处按揉，手法掌握"轻—重—轻"原则，时间 5 ～ 8 分钟。

3.继上势，术者以拇指按揉解溪、丘墟、申脉、太溪、照海等，每穴 1 分钟。

4.继上势，术者一手托住患肢足跟部，一手握住其足趾部做牵引拔伸法，拔伸时轻轻摇动踝关节，并配合足部逐渐向内翻和向外翻牵拉，然后再根据骨折部位内翻或外翻足部，以一手拇指抵住损伤部位用力下压整复。重复操作 3 ～ 5 次。

5.继上势，术者在损伤局部做向心性擦法，以透热为度，再做自下向上的理筋手法。局部可加用药物湿热敷。

[按语]

1.待骨折愈合，关节稳定后可行推拿治疗。

2.手法操作应掌握轻—重—轻原则。

3.推拿治疗同时应配合合适的足踝部运动，防止关节僵硬。

NOTE

第十三节 踝关节扭伤

一、概述

踝关节扭伤是临床上最常见的一种关节损伤，临床以踝关节肿胀、疼痛、瘀血，关节活动功能障碍为主要特征。

二、病因及分型

1.病因

本病常因上下楼梯踏空、在不平的路面上行走足部受力不匀，或腾空后足跖屈落地，足踝过度内翻或外翻致使踝关节骤然向一侧扭转超过正常活动范围，引起踝关节内、外侧韧带发生撕裂损伤。

2.分型

踝关节扭伤可分为内侧副韧带损伤和外侧副韧带损伤，外侧副带损伤中85%为距腓前韧带损伤，损伤程度可分为韧带附着处骨膜撕裂、韧带纤维部分撕裂、韧带完全断裂，严重损伤者常伴有撕脱性骨折。临床上以外侧副韧带损伤多见。

三、适宜技术

【针刺】

1. 治法

舒筋活络，消肿止痛。

2. 取穴

以局部取穴为主。

主穴：阿是穴、申脉、丘墟、养老。

配穴：病在足少阳筋络加悬钟；病在足少阴筋络加照海。还可用手足同名经配穴法，即在对侧腕关节找压痛点针刺。

3. 操作

毫针常规刺，用泻法。一般宜先取远端穴位，针刺时配合踝关节活动。

4. 方义

踝关节扭伤属筋伤病，病在经筋、络脉，"在筋守筋"，故治疗时取扭伤部位穴位为主，以疏通经络，散除局部气血壅滞，达到"通则不痛"的效果；踝关节扭伤以外踝下方为多见，病在足太阳筋络，取对侧养老穴处压痛点，属缪刺法，也是手足同名经取穴法，治疗本病常有捷效。

[按语]

1. 针刺对本病有较好的镇痛作用，配合艾灸或热敷可促进局部血液循环，有利于机体康复。

2. 若患者已经出现并发症，或保守治疗效果不理想者，可考虑手术治疗。

NOTE

【艾灸】

1. 取穴

解溪、昆仑、丘墟、阳陵泉、阴陵泉、阿是穴。

2. 方法

阿是穴选用隔姜灸；解溪、昆仑、丘墟、阳陵泉、阴陵泉可以选择回旋灸或温和灸。轻者每天1次，每穴5～10分钟；重者每日2～3次，每穴5～10分钟。

［按语］

1. 艾灸可以改善踝关节扭伤所引发的疼痛、麻木等不舒适的症状。

2. 艾灸期间，避免活动及负重，宜多饮热开水，保持室内通风。

【推拿】

本病采用揉推揉擦推拿法。

1. 外侧副韧带损伤

（1）患者取仰卧位，术者沿其小腿前外侧至踝外侧用揉法或按揉法上下往返治疗，配合按揉足三里、阳陵泉穴，时间3～5分钟。

（2）继上势，术者用拇指先按揉损伤周围，待疼痛稍缓解再在损伤处按揉，手法掌握"轻—重—轻"原则，时间5～8分钟。

（3）继上势，术者以拇指按揉解溪、丘墟、申脉、金门穴，每穴1分钟。并沿外踝向小腿方向做向心性的掌根推法。

（4）继上势，术者一手托住患肢足跟部，一手握住其足趾部做牵引拔伸法，拔伸时轻轻摇动踝关节，并配合足部逐渐向内翻牵拉，然后再外翻足部，此时以一手拇指抵住损伤部位用力下压整复。重复操作3～5次。

（5）继上势，术者在损伤局部做向心性擦法，以透热为度，再做自下向上的理筋手法。局部可加用湿热敷。

2. 内侧副韧带损伤

（1）患者取患侧卧位，患肢伸直，健肢屈曲。术者沿其小腿内侧经内踝下至足弓施擦法或按揉法治疗，时间 3～5 分钟。

（2）继上势，术者用拇指先按揉损伤周围，待疼痛稍缓解再在损伤处按揉，手法掌握"轻—重—轻"原则，时间 5～8 分钟。

（3）继上势，术者以拇指按揉三阴交、太溪、照海、商丘，每穴 1 分钟。并沿内踝向小腿方向做向心性的掌根推法。

（4）继上势，术者一手托住患肢足跟部，一手握住其足趾部做牵引拔伸法，拔伸时轻轻摇动踝关节，并配合足部逐渐向外翻牵拉，然后再内翻足部，此时以一手拇指抵住损伤部位用力下压整复。重复操作 3～5 次。

（5）继上势，术者在损伤局部做向心性擦法，以透热为度，再做自下向上的理筋手法。局部可加用湿热敷。

每次总治疗时间 20 分钟以内，隔日治疗 1 次，5 次为 1 个疗程。

[按语]

1. 损伤急性期视出血量多少，应在 24～48 小时后，且出血无进行性加重时才能推拿。

2. 损伤即刻应制动休息并配合冰敷，但一次冰敷时间不宜超过 15 分钟，通常患部有麻木感时即可停止，休息 1～2 小时后可再冰敷一次，直到肿胀不再扩大。

3. 伴有撕脱性骨折者，不宜做手法治疗，应按骨折处理。

4. 肿痛基本消失后，即可加强踝关节的活动，避免反复扭伤。

【拔罐】

本病多采用刺络拔罐法，用三棱针于扭伤局部刺 5～6 下，微出血，加拔火罐。

NOTE

【敷贴】

药物组成：乳香、没药、血竭、骨碎补、鸡血藤、土鳖虫、酒大黄、五倍子、泽兰、五加皮各适量。

操作：研末调制成膏，敷贴于损伤患处及周围软组织，以医用绷带缠缚固定，松紧适度。每48小时换药1次。

【耳针】

1. 取穴

踝、神门、肾上腺、内分泌。

2. 方法

（1）毫针法：每次选3～5个穴位，用75%乙醇消毒耳郭相应部位，在选好穴位处捻入或插入进针，每隔10～15分钟行针1次，边行针边活动踝关节，留针20～30分钟，每日或隔日1次，5～7天为1个疗程。出针时迅速将毫针拔出，用消毒干棉球轻压针孔片刻，以防出血。

（2）刺血法：每次取一侧耳穴，左右耳交替进行，按摩耳郭使其充血后，以75%乙醇做常规消毒，再用注射针头点刺耳尖、耳背静脉及踝，每隔3天治疗1次，每个穴位出血量为10～20滴。

（3）压籽法：每次取一侧耳穴，两耳交替使用。耳郭常规消毒后，用中药王不留行籽贴压在所选穴位上，边贴边按压，贴紧固定，并嘱患者每日按压耳穴3～5次，以加强刺激。隔日换贴1次，5次为1个疗程。如对胶布过敏，及时取下，以免造成耳部水肿。

（4）埋针法：常规消毒，把揿针或皮内针刺入上述耳穴，胶布固定。每次针刺一侧耳穴，隔2～4天换针另一侧耳穴，10次为1个疗程。埋针期间不可将埋针处弄湿以防感染，若洗头洗澡应先将揿针或皮内针取出后再洗。疗程间休息7天。

【熏蒸】

药物组成：伸筋草 30g，苏木、泽兰各 15g，川芎、地龙、当归、延胡索、红花各 10g。

操作：将上药煎汤放入中药熏蒸仪器中，对患者扭伤位置位置进行熏蒸，每日 2 次，每次 0.5 小时，连续熏蒸时间 3 天。

第十四节　膝关节半月板损伤

一、概述

膝关节半月板损伤是指膝部因急、慢性损伤，导致半月板软骨边缘前后角撕裂，引起膝关节疼痛、肿胀、关节受限等综合症状。本病青壮年多见，常发生在半蹲位工作的矿工、搬运工及运动员等。

二、病因

半月板为富有弹性的纤维软骨，分内外两侧，外侧呈"O"形，内侧呈"C"形，对膝关节起衬垫作用，具有维持关节稳定和缓冲作用力的功能。半月板紧贴于胫骨平台上，在膝关节做屈伸活动时，半月板可向前或向后移动；在膝关节做内外旋转时，半月板也可随膝关节活动呈一前一后的移动。

内、外侧半月板的损伤取决于膝关节的旋转方向和扭转力。长期蹲位或起蹲扭膝作业者，可因半月板过度磨损或积累性损伤而发病。膝关节内侧副韧带损伤可累及内侧半月板的损伤。

三、适宜技术

【艾灸】

1. 取穴

内膝眼、犊鼻、梁丘、阴陵泉、阳陵泉、膝阳关、曲泉、血海。

2. 方法

内膝眼、犊鼻、梁丘、血海、阳陵泉、阴陵泉可以选择温针灸；膝阳关、曲泉可以选择温和灸；梁丘、血海可以选择温灸盒灸。轻者每天1次，每穴 15～20 分钟；重者每日 2～3 次，每穴 15～20 分钟。

[按语]

1. 艾灸期间，宜多饮热开水，保持室内通风。

2. 艾灸能改善局部微循环，对于膝关节半月板损伤患者的康复具有推动作用。

3. 膝关节半月板损伤患者应尽量避免运动，静养为宜。

【推拿】

本病采用以动态定位推揉法为主。

1. 动态定位推揉法：根据半月板随膝关节做内外旋转能一前一后移动的规律进行定位。

（1）半月板前角损伤：患者仰卧屈膝 45°～60°。内侧前角损伤时，术者将小腿外旋使内侧半月板前移至膝关节前间隙内侧；外侧前角损伤时，术者将小腿内旋使外侧半月板前移至膝关节前间隙外侧。然后术者用拇指按在内侧或外侧膝眼，利用拇指偏锋分别由膝眼向膝关节的内侧或外侧间隙进行推揉。手法宜深沉，时间 5～8 分钟。

（2）半月板后角损伤：患者俯卧屈膝 45°～60°。内侧后角损伤时，术者一手按住其足跟将小腿外旋使半月板后角后移至膝关节后间隙内侧

NOTE

（腘窝内侧）；外侧后角损伤时，术者一手按住其足跟将小腿内旋使半月板后移至膝关节后间隙外侧（腘窝外侧）。然后术者用拇指按在腘窝的内侧或外侧，利用拇指偏锋分别由腘窝向膝关节间隙的内侧或外侧间隙进行推揉。手法宜深沉，时间 5～8 分钟。

2. 交锁解除法：①患者取仰卧位，术者一手按住其膝部，另一手握住踝上方，缓缓屈伸膝关节，并内、外旋小腿，幅度由小到大，双手协调缓和，反复操作 5 次。②继上势，术者用膝关节杠杆扳法操作 5 次。

3. 患者取仰卧半屈膝位，术者用拇指按揉两侧膝眼穴，中指勾揉委中、委阳穴，每穴 1 分钟。

4. 继上势。患者前角损伤者，取仰卧半屈膝位，术者自膝关节内侧或外侧沿膝关节间隙用小鱼际擦法，以透热为度，后角损伤者，取俯卧半屈膝位，术者沿腘窝线向内侧或外侧用小鱼际擦法，以透热为度。

5. 患者取仰卧位，术者一手扶膝关节，另一手握住小腿下端做顺时针、逆时针方向环摇膝关节各 3 次。

每次总治疗时间为 20 分钟以内，隔日治疗 1 次，5 次为 1 个疗程。

[按语]

1. 关节肿胀明显时，可行关节穿刺术，抽出液体，加压包扎，关节制动。

2. 可配合活血化瘀、利水消肿的中药以内服外敷。

3. 嘱患者积极进行股四头肌功能锻炼，防止肌萎缩。

4. 保守治疗无效时，或症状加重者，应建议手术治疗。

【拔罐】

本病采用刺络拔罐法。取梁丘、阳陵泉、阿是穴，局部皮肤常规消毒后，在相应穴位处叩刺，微出血，然后拔火罐，留罐 20 分钟。每隔 3 天操作 1 次。

NOTE

【敷贴】

药物组成：白及、白芍、甜瓜籽、合欢皮、续断、千年健各 50g，土鳖、远志、萆薢、白芷各 16g，甘草 9g。

操作：上药共研细末，用水调匀，加鸡蛋清调敷伤处。

第十五节　胫骨结节软骨病

一、概述

胫骨结节软骨病多由于股四头肌反复强烈的收缩暴力，造成胫骨结节骨骺处慢性损伤性炎症，以致局部缺血性坏死。本病多发生于 11～18 岁喜爱运动的男孩。

二、适宜技术

【针刺】

1. 治法

疏通经络，行气活血。

2. 取穴

以局部取穴为主。阿是穴、足三里、阳陵泉、血海。

3. 操作

毫针常规刺。主要用泻法。

4. 方义

阿是穴疏通局部经络，消肿止痛；足三里为足阳明经穴，可疏通局部经络气血；血海为活血之要穴；阳陵泉为筋会，配合局部穴位可舒筋止痛。

【艾灸】

1. 取穴

血海、足三里、犊鼻。

2. 方法

血海、足三里、犊鼻可选择温和灸、雀啄灸、回旋灸。轻者每天 1 次，每穴 5～10 分钟；重者每日 2～3 次，每穴 5～10 分钟。

［按语］

1. 艾灸可以改善胫骨结节处肿胀、疼痛及膝关节屈伸困难等症状。

2. 艾灸不适宜局部有疮疡溃烂者。

3. 艾灸期间，宜多饮热开水，保持室内通风，少去公共场所。

【推拿】

本病采用揉推揉擦推拿法。

1. 患者取仰卧位，膝下垫枕。术者立于一侧，先以轻柔缓和的揉法自髂前下棘沿股四头肌至膝部操作，掌握轻—重—轻原则，约 3 分钟；再以轻柔的一指禅推法沿小腿前侧施术，紧推慢移，力求深透，约 3 分钟；点按血海、梁丘、阴陵泉、阳陵泉、膝阳关、膝眼穴、委中穴等，以局部酸胀为度，约 5 分钟。

2. 继上势，做膝关节杠杆扳法。患者半屈膝屈髋，患肢放松。术者立于其足后方，以一手的前臂置于患肢的腘窝部作为支点，另一手握住其踝上部用力向内推按，置于腘窝部之前臂同时向外用力做对抗牵拉，一推一拉使膝关节内产生松动松解局部粘连，反复操作 3～5 次；患肢伸直，术者双手握住膝关节两侧，两拇指并排放于痛处，自上斜行向下推挤，动作连贯，用力均匀深透，切忌用力过猛。

3. 继上势，以大鱼际擦法分别操作髂前上棘至膝部及膝下至踝前，以透热为度。

NOTE

每次总治疗时间 20 分钟，每日治疗 1 次，5 次为 1 个疗程。

[按语]

1.推拿治疗的关键在于通过手法缓解股四头肌腱痉挛，增强局部血液循环，消除髌骨下股四头肌腱附着处无菌性炎症，恢复胫骨结节骨骺血供，消除疼痛。

2.治疗期间避免或减少剧烈的膝关节屈伸活动。

3.应注意与胫骨结节撕脱性骨折相鉴别。

4.手法操作掌握轻—重—轻原则。

第十六节 梨状肌综合征

一、概述

梨状肌起于骶骨前面，经坐骨大孔出盆腔，止于股骨大转子尖，将坐骨大孔分为梨状肌上孔和梨状肌下孔两部分，由骶丛（S1～S2）神经支配。当梨状肌遭受间接外力作用，如闪、扭、下蹲、跨越等，使梨状肌受到牵拉损伤，引起局部充血、水肿、肌痉挛，刺激或压迫坐骨神经，导致局部疼痛、活动受限，下肢放射性痛、麻等为主要特征，称为梨状肌综合征。本病又称"梨状肌损伤""梨状肌孔狭窄综合征"。

二、适宜技术

【针刺】

1. 治法

舒筋通络，活血止痛。

2. 取穴

以局部取穴和循经取穴为主。秩边、环跳、承扶、阿是穴、委中、阳陵泉。

3. 操作

毫针常规刺。患者取俯卧位，快速进针，进针得气后采取平补平泻

NOTE

手法，行针 3 ～ 5 分钟。

4. 方义

秩边、承扶，分别为足太阳膀胱经、足少阳胆经经穴，配合阿是穴，共奏疏通下肢经络气血之功效；阳陵泉是筋之会穴、治疗筋病的要穴，尤其是下肢筋病，有舒筋和壮筋的功效；委中为足太阳膀胱经的下合穴，是治疗下肢疾病的要穴，"腰背委中求"。

【艾灸】

1. 取穴

阿是穴、环跳、委中、昆仑、太溪。

2. 方法

阿是穴、环跳穴采用隔姜灸、温灸盒灸；委中、昆仑、太溪选择温和灸。轻者每天 1 次，每穴 5 ～ 10 分钟；重者每日 2 ～ 3 次，每穴 5 ～ 10 分钟。

> [按语]
>
> 1. 艾灸可以改善局部疼痛及坐骨神经疼痛等症状。
>
> 2. 艾灸不适宜局部疮疡溃烂者。
>
> 3. 艾灸期间，宜多饮热开水，保持室内通风，少去公共场所。

【推拿】

本病采用㨰揉弹拨推拿法。

1. 患者取俯卧位，术者站于患侧，先用柔和而深沉的小指掌指关节㨰法沿梨状肌体表投影反复施术，然后用掌根揉法于患处操作，时间 5 ～ 8 分钟。使臀部肌肉充分放松。

2. 继上势，术者沿患侧大腿后侧、小腿前外侧施㨰法和拿揉法往返操作，并点按环跳、承扶、阳陵泉、委中、承山等穴，时间约 5 分钟。缓解下肢坐骨神经分布区域的症状。

3. 继上势，术者用拇指或肘尖弹拨法做与梨状肌呈垂直方向弹拨治疗，手法宜深沉缓和，以酸胀为度，时间 3 ~ 5 分钟。以松解梨状肌痉挛的目的。

4. 继上势，术者沿梨状肌体表投影平行方向施擦法，以透热为度。

每次总治疗时间 20 分钟以内，隔日治疗 1 次，5 次为 1 个疗程。

［按语］

1. 此法须在明确诊断，严格掌握排除标准的情况下操作。

2. 梨状肌位置较深，治疗时不可因位置深而施用暴力，以免造成新的损伤。

3. 急性损伤期手法宜轻柔，恢复期手法可稍重，并配合弹拨法，一般能获得较好效果。

【拔罐】

1. 刺络拔罐法

取腰骶部阿是穴，皮肤针叩刺或三棱针点刺后拔罐，隔日 1 次。

2. 走罐法

从患侧臀部、下肢后外侧，自上向下循经走罐，每次重复 5 ~ 7 遍。

【熏蒸】

1. 方法一

药物组成：桃仁、红花、川芎、花椒、制川乌、制草乌各 10g；牛膝、延胡索各 9g；伸筋草、忍冬藤、透骨草各 30g；莪术、醋三棱各 20g；海桐皮、威灵仙各 15g。

操作：本方适用于臀部疼痛如刀割者。嘱患者仰卧位于熏蒸床上，暴露臀部与下肢，使蒸汽熏于患部，以患者皮肤能够接受为准，每次熏蒸治疗的时间为 25 ~ 35 分钟。每日 1 次，1 周为 1 个疗程。

2. 方法二

药物组成：苍术 20g，透骨草 10g，羌活 20g，牛膝 15g，木瓜

NOTE

30g，威灵仙 20g，细辛 10g，红花 10g，独活 20g，伸筋草 20g，乳香 15g，没药 15g，鸡血藤 30g，防风 15g，川芎 15g，当归 20g。

操作：本方适用于局部酸痛重着者。将上药装入煎药包中扎口，放入中药智能熏蒸仪。患者俯卧于中药熏蒸床上，充分暴露患臀及下肢，中药熏蒸仪探头直接对准患部熏洗。熏蒸气的温度为 110 ～ 130℃，探头与患部的距离以患者能耐受为准。每日熏蒸 1 次，每次熏蒸 40 分钟，7 天为 1 个疗程。

熏蒸治疗期间注意休息，避免重体力劳动及久行负重。

第十七节　臀中肌综合征

一、概述

臀中肌综合征主要是臀中肌的肌筋膜疼痛。臀中肌位于髂骨翼的外面，为主要的髋关节外展肌，并参与外旋及后伸髋关节。该肌在人体站立时可稳定骨盆，从而稳定躯干，特别在步行中的单足着地时尤为重要。日常生活中如弯腰、直立、行走、下蹲等，臀中肌都起到很重要的作用，因而易产生劳损，尤其当突然改变体位时更易损伤。

二、适宜技术

【艾灸】

艾灸疗法适用于本病后遗症期。

1. 取穴

委中、环跳、居髎、阳陵泉、秩边、承山、阿是穴、足三里。

2. 方法

（1）委中、居髎、阿是穴可以选择温和灸；环跳、阳陵泉、秩边、承山、足三里可以选择温针灸。轻者每天 1 次，每穴 15 ～ 20 分钟；重者每日 2 ～ 3 次，每穴 15 ～ 20 分钟。

（2）足三里、承山、环跳还可以用温灸盒灸。

[按语]

1.艾灸后，可嘱咐患者进行适量运动。

2.温针灸应以针刺得气为基础，再行艾灸为宜。

【推拿】

本病采用以弹拨法为主推拿。

1.患者取俯卧位，术者站于患侧，以掌或指按揉法沿臀中肌体表投影进行操作，手法宜深沉，力透痉挛肌束部位，以缓解肌痉挛，时间约5分钟。

2.继上势，术者在患侧腰骶部及臀下部或大腿外侧放散区域用㨰法、按揉法治疗，以消除其放散症状，时间约5分钟。

3.继上势，术者用拇指弹拨法，在患者臀中肌部位与肌腹呈垂直方向弹拨治疗，并点按环跳、承扶、委中、承山等穴，以达到通络止痛目的。时间约5分钟。

4.继上势，术者在局部涂上介质，做与臀中肌纤维平行方向的擦法，以透热为度。然后，患者改仰卧位，术者做屈髋屈膝摇髋法结束治疗。

每次总治疗时间20分钟以内，隔日治疗1次，5次为1个疗程。

[按语]

1.手法宜深沉，力达病所，但不可施用暴力，以免造成新的损伤。

2.本病常合并其他部位的肌筋膜炎，临床症状复杂，治疗时应兼顾。

3.配合患侧腰骶部及股后外侧放散区域的松解手法操作，能提高整体治疗效果。

4.注意局部保暖，避免风寒刺激。

NOTE

第十八节　膝关节侧副韧带损伤

一、概述

膝关节侧副韧带损伤是指由于膝关节遭受暴力打击、过度内翻或外翻引起的膝内侧或外侧副韧带损伤。临床以膝关节内侧或外侧疼痛、肿胀，关节活动受限，小腿外展或内收时疼痛加重为主要特征。本病可发生于任何年龄，以运动损伤居多。

二、分型

膝关节侧副韧带损伤可分为内侧副韧带损伤和外侧副韧带损伤，临床以内侧副韧带损伤多见。膝关节侧副韧带损伤根据损伤程度，可分为撕裂伤、完全断裂和合并损伤 3 种。内侧副韧带撕裂伤常局限于韧带附着处；完全断裂常合并内侧半月板及关节囊撕裂、股骨内侧髁或胫骨内侧髁撕脱性骨折。外侧副韧带撕裂伤常见于肌腱与肌腹交界处，完全断裂常伴有关节囊撕裂，严重时可伴有交叉韧带损伤。韧带在腓骨小头处撕裂可伴有撕脱性骨折，甚至使腓总神经损伤。

NOTE

三、适宜技术

【艾灸】

1. 取穴

阿是穴、内膝眼、犊鼻、阴陵泉、阳陵泉、膝关。

2. 方法

内膝眼、犊鼻、阴陵泉、阳陵泉可以选择温和灸或者温针灸；膝关、阿是穴选择温和灸。轻者每天 1 次，每穴 15 ～ 20 分钟；重者每日 2 ～ 3 次，每穴 15 ～ 20 分钟。

> ［按语］
>
> 1. 艾灸期间，宜多饮热开水，保持室内通风，少去公共场所。
>
> 2. 施灸过程中及时将艾灰弹入弯盘，烧伤皮肤。
>
> 3. 严防灼伤、烫伤，施灸后局部皮肤出现微红灼热，属于正常现象。

【推拿】

本病采用以按揉推擦法为主推拿。

1. 内侧副韧带损伤

（1）患者取仰卧位，患肢自然伸膝。术者以按揉法先在其损伤部位周围操作，然后在损伤部位操作，手法宜轻柔，切忌粗暴。时间 5 ～ 8 分钟。

（2）继上势，术者用拇指按揉血海、曲泉、阴陵泉、内膝眼等穴，每穴 1 分钟。

（3）继上势，术者用掌根推法在损伤处做向心性推动，配合做膝关节的拔伸和被动屈伸运动，手法宜轻柔，以患者能忍受为限。时间 3 ～ 5 分钟。

（4）继上势，术者在膝关节内侧做与韧带纤维平行方向的擦法，以透热为度。搓、揉膝部，轻轻摇动膝关节数次结束治疗。时间2～3分钟。

每次总治疗时间为20分钟以内，隔日治疗1次，5次为1个疗程。

2.外侧副韧带损伤

（1）患者取健侧卧位，患肢微屈。术者在其大腿外侧至小腿外侧用按揉法治疗，重点在膝关节外侧部。然后自股骨外侧髁至腓骨小头处施按揉法，上下往返治疗。手法宜轻柔，切忌粗暴。时间5～8分钟。

（2）继上势，术者用拇指按揉膝阳关、阳陵泉、犊鼻、梁丘等穴，每穴1分钟。

（3）继上势，术者用掌根推法在损伤处做向心性推动，配合做膝关节的拔伸和被动屈伸运动，手法宜轻柔，以患者能忍受为限。时间3～5分钟。

（4）继上势，术者在膝关节外侧做与韧带纤维平行方向的擦法，以透热为度。搓、揉膝部，轻轻摇膝关节数次结束治疗。时间2～3分钟。

每次总治疗时间为20分钟以内，隔日治疗1次，5次为1个疗程。

[按语]

1.急性损伤有出血者，应视出血程度在伤后24～48小时才能推拿。损伤即刻应用冰敷止血，但不宜超过8分钟。

2.急性损伤者应制动，并用弹性绷带加压包扎，防止过多出血，但应注意观察下肢血液循环情况。

3.损伤严重者应做X线片检查，在排除骨折的前提下才能推拿。

4.每次推拿后局部加用湿热敷，可加速血肿吸收。

5.嘱患者正确进行股四头肌功能锻炼，防止肌萎缩。

NOTE

【拔罐】

取膝关节周围阿是穴，用闪火法拔罐，留罐 10 分钟，隔日 1 次，10 次为 1 个疗程。

【熏蒸】

药物组成：川乌、红花、防风、土鳖虫、地龙、牛膝各 9g，透骨草 16g，蜂房 2 个。

操作：上药加入半脸盆水中，煮沸后即用药气熏伤处，一边加热一边熏 10 分钟。去火降温后，用毛巾洗敷伤处 20 分钟。毛巾热敷时，用手拍打 2～3 次。每日 2 次，连熏 2～3 日。

【耳针】

1. 取穴

膝、神门、肾上腺。

2. 方法

（1）压籽法：每次取一侧耳穴，两耳交替使用。耳郭常规消毒后，用中药王不留行籽贴压在所选穴位上，边贴边按压，贴紧固定，并嘱患者每日按压耳穴 3～5 次，以加强刺激。隔日换贴 1 次，5 次为 1 个疗程。如对胶布过敏，及时取下，以免造成耳部水肿。

（2）刺血法：每次取一侧耳穴，左右耳交替进行，按摩耳郭使其充血后，以 75% 乙醇做常规消毒，再用注射针头点刺耳尖、耳背静脉及膝关节，每隔 3 天治疗 1 次，每个穴位出血量为 10～20 滴。

第十九节　坐骨结节滑囊炎

一、概述

坐骨结节滑囊炎是各种原因引起坐骨结节滑囊的无菌性炎症，导致张力性疼痛。本病多发于臀部脂肪瘦弱而久坐工作的中老年人、运动员及学生等人群。

二、病因

本病为坐骨结节由摩擦、撞击、经久劳损等因素，或剧烈运动时由于附着于坐骨结节的大收肌、股二头肌长头及半腱肌、半膜肌的过度牵张等引起。

三、适宜技术

【针刺】

1. 治法

调气活血，舒筋通络。

2. 取穴

以局部阿是穴及足太阳、足少阳经穴为主。阿是穴、环跳、委中、

NOTE

承山、阳陵泉。

3. 操作

平补平泻，可加艾灸。气血瘀滞者，局部加拔火罐。

4. 方义

足太阳、足少阳循行于臀胯侧部，与局部阿是穴合用，可疏调臀部部经络气血，舒筋通络止痛。

【艾灸】

1. 取穴

环跳、秩边、承扶、殷门、阿是穴。

2. 方法

环跳、秩边、承扶、殷门可选用回旋灸；阿是穴可选用温和灸。轻者每天 1 次，每穴 5～10 分钟；重者每日 2～3 次，每穴 5～10 分钟。

> ［按语］
>
> 1. 艾灸可以缓解疼痛及活动受限症状。
>
> 2. 对下肢感觉麻木者，要严格掌握灸之轻重度。
>
> 3. 艾灸期间，宜多饮热开水，保持室内通风，少去公共场所。

【推拿】

本病采用以拨揉弹拨法为主推拿。

1. 患者取俯卧位，术者在患侧坐骨结节部行一指禅、点按、拇指拨揉法，以局部酸胀为宜，时间 3 分钟。

2. 继上势，术者用擦法在患侧局部及股后肌群施术，以缓解股后肌群的紧张，时间 3 分钟。

3. 继上势，在上述治疗基础上，术者用拇指端顶住坐骨结节，进行拨揉或弹拨操作，手法宜深沉缓和。

4. 患者取仰卧位，术者做屈膝屈髋摇髋法操作，抖下肢结束治疗。每次总治疗时间 10 分钟左右，每日治疗 1 次，5 次为 1 个疗程。

NOTE

［按语］

1. 治疗期间应注意休息，避免剧烈运动，防止局部受凉。

2. 可配合活血化瘀、利水消肿的中药以内服。

第二十节　坐骨神经痛

一、概述

坐骨神经痛为临床综合征，表现为坐骨神经通路及分布区域的放射性疼痛，即在臀部、大腿后侧、小腿外侧和足外侧有痛感，可由多种病因引起。

二、适宜技术

【针刺】

1. 治法

祛邪扶正，疏通气血。

2. 取穴

以局部足太阳经与足少阳经穴为主。环跳、阳陵泉、委中。

3. 操作

平补平泻，可加艾灸。气血瘀滞者，局部加拔火罐。

4. 方义

足太阳、足少阳循行于臀胯侧部，环跳、阳陵泉属足太阳经腧穴，委中属足少阳经腧穴，三穴合用，远近相配，可疏调臀胯部经络气血，舒筋通络止痛。

【艾灸】

1. 取穴

肾俞、大肠俞、委中、阳陵泉、悬钟、丘墟。

2. 方法

肾俞、大肠俞可选用温灸盒灸；阿是穴可选用温和灸。轻者每天 1 次，每穴 5 ～ 10 分钟；重者每日 2 ～ 3 次，每穴 5 ～ 10 分钟。

［按语］

1. 艾灸可以改善因神经压迫导致的沿坐骨神经通路放射痛。

2. 对下肢感觉麻木者，要严格掌握灸之轻重度。

3. 艾灸期间，宜多饮热开水，保持室内通风，少去公共场所。

【推拿】

本病采用以弹拨法为主推拿。

1. 患者取俯卧位，术者在患侧臀部、下肢部予以擦法、一指禅推法、按揉法等，同时配合小幅度的下肢后伸被动活动。时间约 3 分钟。

2. 继上势，术者在梨状肌下孔处，压痛点处予以弹拨手法，臀部可予以肘拨以达到持久有力的效果。时间约 2 分钟。

3. 患者取侧卧位，下侧下肢伸直，在上的下肢屈曲，术者以一手的肘关节按其臀部，另一手按其肩前部；术者两手协同用力做反方向的扳动，遇一阻力时瞬间做一增大幅度的扳动，左右各扳 1 次。

4. 患者取俯卧位，暴露腰臀部与下肢皮肤，涂以推拿介质，予以擦法，以透热为度。

每次总治疗时间 15 分钟以内，每日治疗 1 次，5 次为 1 个疗程。

［按语］

1. 坐骨神经痛只是一种症状，须进一步明确其病因。

2. 急性期疼痛剧烈者，应卧床休息；缓解期避免长时间负重。

NOTE

【耳针】

1. 取穴

主穴：臀、神门、坐骨神经、皮质下。

配穴：膀胱、下肢、胆、腰骶椎。

2. 方法

（1）毫针法：每次选 3～5 个穴位，用 75% 乙醇消毒耳郭相应部位，在选好穴位处捻入或插入进针，每隔 10～15 分钟行针 1 次，留针 20～30 分钟，每日或隔日 1 次，5～7 天为 1 个疗程。出针时迅速将毫针拔出，用消毒干棉球轻压针孔片刻，以防出血。

（2）压籽法：每次取一侧耳穴，两耳交替使用。耳郭常规消毒后，用中药王不留行籽贴压在所选穴位上，边贴边按压，贴紧固定，并嘱患者每日按压耳穴 3～5 次，以加强刺激。隔日换贴 1 次，5 次为 1 个疗程。如对胶布过敏，及时取下，以免造成耳部水肿。

（3）刺血法：每次取一侧耳穴，左右耳交替进行，按摩耳郭使其充血后，以 75% 乙醇做常规消毒，再用注射针头点刺耳尖、耳背静脉及坐骨神经、臀，每隔 3 天治疗 1 次，每个穴位出血量为 10～20 滴。

【熏蒸】

药物组成：苏木 50g，赤芍、川芎、红花、土鳖虫、川乌、羌活、独活、川牛膝、草乌各 25g，络石藤、威灵仙、伸筋草、透骨草、路路通各 30g。

操作：药物煎好后，注入中药熏蒸床的蒸发器内，令患者暴露患处，平躺在熏蒸床上，进行熏蒸治疗。每次 30 分钟，每天 1 次。

第 五 章

其他病证

第一节　骨关节炎

一、概述

骨关节炎又称增生性关节炎、肥大性关节炎、退行性关节炎或骨关节病，是一种关节软骨的非炎症性退行性变，并在关节边缘有骨赘形成。临床以关节疼痛、活动受限和关节畸形为主要表现。骨关节炎根据其病因可分为原发性骨关节炎和继发性骨关节炎。本病好发于负重大、活动多的关节，如膝、手、髋、脊柱等。

二、病因

目前认为，骨关节炎是多因素相互作用的结果，即各种原因引起关节软骨纤维化、劈裂、溃疡、脱失而致的全关节疾病，包括软骨退变、软骨下骨硬化或囊性变、关节缘骨赘形成、滑膜增生、关节囊挛缩、肌肉萎缩无力等。

三、适宜技术

【艾灸】

1. 取穴

神阙，患侧血海、梁丘、足三里、内膝眼、犊鼻。

2. 方法

神阙穴选用隔姜灸；足三里可以选择温和灸；患侧血海、梁丘、内膝眼及犊鼻穴可以选择回旋灸。轻者每天 1 次，每穴 5 ～ 10 分钟；重者每日 2 ～ 3 次，每穴 5 ～ 10 分钟。

［按语］

1. 艾灸可以改善骨关节炎所引发的疼痛、麻木等不适症状。

2. 艾灸期间，宜多饮热开水，保持室内通风，少去公共场所。

【推拿】

本病采用㨰推揉擦推拿法。

1. 患者取仰卧位，患肢腘窝部垫枕，膝关节屈曲约 45°，术者沿股四头肌、髌骨两侧及小腿前外侧用㨰法往返操作，手法宜深沉缓和，时间 3 ～ 5 分钟。

2. 继上势，以拇指按揉髌骨周围及膝关节间隙，并配合弹拨髌韧带，时间 3 ～ 5 分钟。

3. 继上势，以拇指按揉膝眼、梁丘、血海、阴陵泉、阳陵泉、足三里、委中、承山等穴，以酸胀为度，时间 3 ～ 5 分钟。

4. 继上势，术者一手扶住膝关节，一手握住踝部，做膝关节摇法，同时配合膝关节屈伸、内旋、外旋的被动运动，重复 5 次。

5. 继上势，术者立于其足后方，以一手的前臂置于患肢的腘窝部作为支点，另一手握住其踝上部用力向内推按，置于腘窝部之前臂同

NOTE

时向外用力做对抗牵拉，一推一拉以杠杆扳法，屈伸膝关节，重复3～5次。

6.继上势，术者在膝关节周围用掌擦法操作，以透热为度。

每次总治疗时间20分钟以内，隔日治疗1次，5次为1个疗程。

> [按语]
>
> 1.明确诊断，需排除骨折及韧带、软骨损伤。
>
> 2.避免长时间站立及长距离行走，减轻关节负重。
>
> 3.注意膝关节保暖，必要时戴护膝保护，严重膝关节退行性改变者，建议用拐杖或者助行器并防止摔倒。
>
> 4.控制体重，减轻膝关节负重。

【拔罐】

本病采用药罐治疗，将竹罐投入下述药液内加热后再拔罐。

药物组成：川乌30g，五加皮30g，杜仲30g，生草乌30g，桂枝20g，熟附子30g，牛膝20g。

方法：选取足三里、血海、阳陵泉、阴陵泉、膝阳关，每次留罐10分钟，每日1次，连续治疗7天为1个疗程。

【敷贴】

药物组成：大黄、黄柏、姜黄各240g，白及180g，白芷、赤芍、天花粉、青黛、甘草各120g。

操作：上药研细粉，加饴糖1∶1调和。用前将该方均匀涂在薄层棉纸上，将棉纸敷贴于关节肿胀疼痛处，外用纱布覆盖固定。每日1次，24小时更换。

【耳针】

1.取穴

耳尖、耳背静脉、病变相应的耳穴部位、神门、内分泌、肾上腺、皮质下。

2. 方法

（1）毫针法：每次选3～5个穴位，用75%乙醇消毒耳郭相应部位，在选好穴位处捻入或插入进针，每隔10～15分钟行针1次，留针20～30分钟，每日或隔日1次，5～7天为1个疗程。出针时迅速将毫针拔出，用消毒干棉球轻压针孔片刻，以防出血。

（2）压籽法：每次取一侧耳穴，两耳交替使用。耳郭常规消毒后，用中药王不留行籽贴压在所选穴位上，边贴边按压，贴紧固定，并嘱患者每日按压耳穴3～5次，以加强刺激。隔日换贴1次，5次为1个疗程。如对胶布过敏，及时取下，以免造成耳部水肿。

（3）刺血法：每次取一侧耳穴，左右耳交替进行，按摩耳郭使其充血后，以75%乙醇做常规消毒，再用注射针头点刺耳尖、耳背静脉及病变相应的耳穴部位，每隔3天治疗1次，每个穴位出血量为10～20滴。

NOTE

第二节　棘上韧带损伤

一、概述

棘上韧带损伤是在外力作用下，使棘上韧带发生剥离、撕裂损伤而产生的以脊柱部位疼痛和功能活动受限的一种病症。本病好发于青壮年体力劳动者。

二、适宜技术

【针刺】

1. 治法

活血通经止痛。

2. 取穴

取穴以局部为主、远端为辅。阿是穴、夹脊穴、委中、申脉、足三里、阳陵泉。

3. 操作

针刺阿是穴（棘上韧带压痛点）、相应夹脊穴，毫针常规消毒后进针 10～25mm，平补平泻手法，得气后留针 30 分钟。委中、申脉、足三里、阳陵泉，毫针常规消毒后进针 25～40mm，平补平泻手法，得气后留针 30 分钟。针刺治疗后，选用超短波电疗机，双电极对置法，压痛点位于两电极之间，微温量，每次 15 分钟。以上治疗每天治疗 1 次，10 次为 1 个疗程，连续治疗 2 个疗程。

4. 方义

局部针刺阿是穴、夹脊穴一方面既可以兴奋脊神经后支、提高针刺局部组织的兴奋性，又能够阻断损伤部位疼痛信息向中枢神经系统传导，使损伤局部组织痛阈升高；另一方面可以加强局部组织的血液循环，促进炎性反应吸收，起到活血通脉止痛的作用。"腰背委中求"，委中为足太阳膀胱经穴位，是治疗腰背部疼痛的要穴；申脉是阳跷脉要穴，针刺该穴可以通调阳跷脉气血，活血止痛；在中医学而言，棘上韧带损伤属于筋病，脾胃为后天之本、气血生化之源，针刺足三里可以调节脾胃，促进气血化生，加快筋病恢复；阳陵泉是筋之会，主治一切筋病。诸穴合用，起到活血通经止痛、促进损伤快速修复的作用。

【艾灸】

1. 取穴

阿是穴。

2. 方法

阿是穴选用隔姜灸。轻者每天 1 次，每穴 5 ～ 10 分钟；重者每日 2 ～ 3 次，每穴 5 ～ 10 分钟。

［按语］

1. 艾灸可以改善棘上韧带、棘间韧带损伤所引发的疼痛、麻木等不适症状。

2. 艾灸期间，避免活动及负重，宜多饮热开水，保持室内通风。

【推拿】

本病采用揉擦推拿法。

1. 患者俯卧，术者在损伤棘突两侧用掌揉法操作 3 ～ 5 遍，然后沿

NOTE

棘上韧带方向做指揉法操作，时间 2～3 分钟。

2. 继上势，术者先以按揉法在患处及周围施术，再重点按揉痛点及结节状物，并理顺剥离的棘上韧带，时间 3～5 分钟。

3. 在腰背部督脉（棘上韧带）及两侧膀胱经涂上介质用直擦法操作，以透热为度。

附：棘间韧带损伤

1. 患者俯卧，术者在损伤棘突两侧用掌揉法操作 3～5 遍，然后在疼痛棘突间做指揉法操作，时间 2～3 分钟。

2. 继上势，术者先以按揉法在患处及周围施术，再重点按揉痛点及结节状物，时间 3～5 分钟。

3. 在腰背部损伤棘突间及两侧膀胱经涂上介质用直擦法操作，以透热为度。

每次总治疗时间 20 分钟以内，每日治疗 1 次，5 次为 1 个疗程。

[按语]

1. 避免腰部负重、疲劳及弯腰工作。

2. 局部保暖，卧床休息，减少腰部活动，必要时用腰围保护。

3. 两个及两个以上棘突浅压痛为棘上韧带损伤；两个棘突之间深压痛为棘间韧带损伤。

4. 手法治疗棘上韧带需力求柔和轻巧，而棘间韧带治疗需手法均匀有力渗透。

【耳针】

1. 取穴

耳尖、耳背静脉、胸椎、神门、肾上腺、内分泌、皮质下。

2. 方法

（1）毫针法：每次选 3～5 个穴位，用 75% 乙醇消毒耳郭相应部位，在选好穴位处捻入或插入进针，每隔 10～15 分钟行针 1 次，留针 20～30 分钟，每日或隔日 1 次，5～7 天为 1 个疗程。出针时迅速将毫针拔出，用消毒干棉球轻压针孔片刻，以防出血。

（2）刺血法：每次取一侧耳穴，左右耳交替进行，按摩耳郭使其充血后，以75%乙醇做常规消毒，再用注射针头点刺耳尖、耳背静脉及腰，每隔3天治疗1次，每个穴位出血量为10～20滴。

（3）压籽法：每次取一侧耳穴，两耳交替使用。耳郭常规消毒后，用中药王不留行籽贴压在所选穴位上，边贴边按压，贴紧固定，并嘱患者每日按压耳穴3～5次，以加强刺激。隔日换贴1次，5次为1个疗程。如对胶布过敏，及时取下，以免造成耳部水肿。

（4）埋针法：常规消毒，把揿针或皮内针刺入上述耳穴，胶布固定。每次针刺一侧耳穴，隔2～4天换针另一侧耳穴,10次为1个疗程。埋针期间不可将埋针处弄湿以防感染，若洗头洗澡应先将揿针或皮内针取出后再洗。疗程间休息7天。

NOTE

第三节　棘突骨膜炎

一、概述

棘突骨膜炎是由于患者背伸动作活动过多，棘突反复挤压或受撞击导致棘突损伤，形成慢性劳损性炎症。本病以腰背部好发，是运动员及杂技演员的常见伤病。

二、适宜技术

【艾灸】

1. 取穴

夹脊穴、足太阳膀胱经（背部腧穴）、环跳、委中。

2. 方法

夹脊穴、足太阳膀胱经（背部腧穴）选用隔姜灸；环跳、委中可以选择回旋灸或温和灸。轻者每天 1 次，每穴 5 ～ 10 分钟；重者每日 2 ～ 3 次，每穴 5 ～ 10 分钟。

［按语］

1. 艾灸可以改善棘突骨膜炎所引发的疼痛、麻木等不适症状。

2. 艾灸期间，避免活动及负重，宜多饮热开水，保持室内通风。

【推拿】

本病采用痛点按揉推拿法。

1. 患者俯卧，术者在损伤棘突两侧用按揉法操作 3 ～ 5 遍，然后沿棘上韧带方向做掌揉法操作，时间 2 ～ 3 分钟。

2. 体位同上，术者先在病变棘突处及周围涂上冬青膏，然后做掌按揉手法，重点按揉痛点部位，时间 5 ～ 8 分钟。

3. 局部可加用药物湿热敷。

每次总治疗时间 20 分钟以内，每日治疗 1 次，5 次为 1 个疗程。

［按语］

1. 运动员在训练过程中，遵循正确训练方法，纠正错误技术。

2. 推拿手法治疗时，应用较轻柔的手法作用于棘突上。

3. 特别注意肩背、腰部肌力练习。

NOTE

第四节 脊柱侧凸

一、概述

本病是脊柱的一个或数个节段向侧方弯曲并伴有椎体旋转和矢状面上后凸或前凸的增加或减少，引起以身体发育异常、肌肉萎缩或脊柱疼痛为主要症状的疾病。

二、适宜技术

【艾灸】

1. 取穴
夹脊穴。

2. 方法
夹脊穴选用隔姜灸。轻者每天 1 次，每穴 5 ~ 10 分钟；重者每日 2 ~ 3 次，每穴 5 ~ 10 分钟。

[按语]
艾灸期间，避免活动及负重，宜多饮热开水，保持室内通风。

【推拿】

本病采用侧扳法推拿。

1. 患者取俯卧位，术者用推法、擦法、弹拨法在脊柱两侧的竖脊肌部位操作，侧弯部位重点治疗，时间约 5 分钟。

2. 患者姿势同上，术者以拇指反复按、揉肺俞、心俞、肝俞、脾俞、肾俞、大肠俞等穴，每穴 1 分钟。

3. 侧扳法：患者取俯卧位，嘱其全身放松，术者站于患侧一方，一手按在健侧肩部，另一手用掌根部或拇指紧紧顶住棘突向健侧推的同时，放在健侧肩部的手成相对方向的推扳；或者俯卧位，嘱患者全身放松，术者站于患侧一方，一手放在健侧大腿下端，另一手用掌根部或拇指紧紧顶住棘突向健侧推的同时，按在健侧大腿部的手成相对方向的推扳。每法推扳 3～5 次。

4. 患者取站立位，用抱颈提升整复法操作。

每次总治疗时间 20 分钟，每日治疗 1 次，5 次为 1 个疗程。

[按语]

1. 此法须在明确诊断，严格掌握排除标准的情况下操作，以防意外。

2. X 线检查是本病最主要的诊断依据。

3. 扳法操作时要遵循稳、准、巧、快原则，在扳法操作前在腰背部进行按揉，可缓解局部症状以期提高疗效。

4. 推拿治疗关键在于根据影像学与临床解剖学来判断侧弯的程度和主侧弯的部位，治疗重点放在主侧弯的部位，活血化瘀，理筋整复，以侧弯顶椎为支点，调整脊柱关节突关节，缓解不适症状。

5. 平时注意纠正不良姿势。

NOTE

第五节 特发性脊柱侧弯

一、概述

脊柱侧弯是指脊柱的一个或数个节段向侧方弯曲并伴有椎体旋转和矢状面上后凸或前凸的增加或减少的脊柱畸形，它是一种症状或 X 线征象。侧弯可由多种疾病引起，最为常见的是特发性脊柱侧凸，约占80%，好发于青少年女性，可影响身体发育或引起肌肉萎缩。本书所使用方法主要针对非病理因素引起的特发性脊柱侧弯。

二、适宜技术

【针刺】

1. 治法

疏通经络，活血化瘀。

2. 取穴

胸腰部夹脊穴、大肠俞、委中、阿是穴。

3. 操作

毫针常规刺。实证采用提插捻转泻法，虚证主穴采用补法，每5分钟行针1次。

4. 方义

腰为肾之府，膀胱之脉，夹脊抵腰络肾，循经远取委中，可通调足太阳经气，即"腰背委中求"之意；阿是穴为局部取穴，大肠俞是腰痛的特效穴，与大肠俞同用可以疏导局部经筋络脉之气血。

【艾灸】

1. 取穴

督脉、足太阳经第一侧线、夹脊穴、大钟、阳陵泉、委中。

2. 方法

大钟、阳陵泉、委中可以选择温和灸或温针灸。轻者每天 1 次，每穴 15 ~ 20 分钟；重者每日 2 ~ 3 次，每穴 15 ~ 20 分钟；督脉、膀胱第一侧线、夹脊穴选穴应根据脊柱侧弯节段选择相应的穴位，进行温针灸。

［按语］

1. 温针灸时不宜针刺过深，应平刺或斜刺。

2. 艾灸期间，宜多饮热开水，保持室内通风，少去公共场所。

2. 艾灸对于特发性脊柱侧弯患者的康复具有推动作用。

【推拿】

本病采用以侧扳法为主推拿。

1. 患者取俯卧位，术者用推法、㨰法、弹拨法在脊柱两侧的竖脊肌部位操作，在侧弯部位重点治疗，时间约 5 分钟。

2. 患者体位同上，术者以拇指反复按揉肺俞、心俞、肝俞、脾俞、肾俞、大肠俞等穴，每穴 1 分钟。

3. 嘱患者全身放松，呈俯卧位，术者站于患侧一方，一手按在健侧肩部，另一手用掌根部或拇指紧紧顶住棘突向健侧推的同时，放在健侧肩部的手成相对方向的推扳。或者术者站于患侧一方，一手放在健侧大腿下端，另一手用掌根部或拇指紧紧顶住棘突向健侧推的同时，按在健

NOTE

侧大腿部的手成相对方向的推扳。每法推扳 3～5 次。

4.患者取站立位，术者用抱颈提升整复法操作。

每次总治疗时间 20 分钟，每日治疗 1 次，5 次为 1 个疗程。

> [按语]
>
> 1.此法须在明确诊断，严格掌握排除标准的情况下操作，以防意外。
>
> 2.扳法操作时要遵循稳、准、巧、快原则，扳法操作前在腰背部进行按揉，可缓解局部症状以提高疗效。
>
> 3.平时注意纠正不良姿势。

第六节　腱鞘囊肿

一、概述

腱鞘囊肿是发生于关节部腱鞘内的囊性肿物，是因关节囊、韧带、腱鞘中的结缔组织退变所致的病症。本病多发于腕背和足背部，起病缓慢，发病部位可见一圆形肿块，有轻微酸痛感，严重时会给患者造成一定的功能障碍。

二、适宜技术

【针刺】

1. 治法

祛瘀散结。

2. 取穴

以囊肿局部阿是穴为主。

主穴：阿是穴。

配穴：发于腕背者加阳溪、阳池或外关；发于足背加解溪。

3. 操作

暴露患处，常规消毒，术者以左手拇指、食指挤住囊肿，将内容物推至一边，避开血管及肌腱，使囊肿突起，然后用粗毫针或三棱针自囊

NOTE

肿顶部刺入，并向四周深刺，将囊壁刺破，迅速用力挤出浓稠胶冻状物质。加压包扎 3～5 天。囊肿较大者，可用注射器抽吸囊液，复针刺数针，并加压包扎。

4. 方义

本病属经筋病，"在筋守筋"，故局部阿是穴用点刺和围刺法，可起到散结消肿、疏调经筋的作用。

> [按语]
>
> 1. 针刺治疗本病疗效较为满意，尤以火针、三棱针法效佳，但应注意严格消毒，以防感染。
>
> 2. 治疗期间和治愈初期，应注意休息，避免局部过劳，以防止复发。

【艾灸】

1. 取穴

阿是穴。

2. 方法

阿是穴选择温和灸或隔姜灸，每次施灸 15～20 分钟。轻者每天 1 次，重者每天 2～3 次。

> [按语]
>
> 1. 艾灸可以改善局部疼痛，消除囊肿。
>
> 2. 艾灸不适宜局部红肿热痛等热性患者。
>
> 3. 艾灸期间，宜多饮热开水，保持室内通风，少去公共场所。

【推拿】

本病采用局部按压叩击推拿法。（以腕背侧为例）

1. 按压法

患者取坐位，术者立于一侧，一手将患者腕部固定于掌屈位，另一手拇指持续按压囊肿，力的方向垂直向下，直至将囊肿挤破，此法适用于一般囊肿。

2. 叩击法

患者取坐位，患腕平置于软枕上，腕背朝上，略呈掌屈位，术者一手固定患腕，另一手持叩诊锤，用力迅速而准确地向囊肿叩击，往往一下即可击破，若囊肿坚硬，一击未破时，可加击 1～2 次。此法适用于囊肿大而坚硬者。

3. 理筋复顺

患者取坐位，术者立于一侧，一手以按揉法作用于囊肿及周围部，时间约 3 分钟，然后用绷带加压包扎固定 2～3 天。

一次总治疗时间 5 分钟以内，一般 1 次即可。

[按语]

1. 少数囊肿能自行消失，并不再复发，但多数囊肿继续存在，或进行性增大者，必须进行治疗。

2. 推拿治疗时，术者应避免对有囊肿的关节施用重力或暴力，并用绷带加压包扎固定 2～3 天。治疗结束后，患者也应减少关节主动用力。

【拔罐】

本病采用围刺加拔罐：局部常规消毒，医者持针沿囊肿边缘，等距离进 5 针，针尖要相互接触，角度为针斜不超过 15°。第 6 针直刺囊肿中央，针尖须深达囊肿基底部。留针 30 分钟，每隔 5 分钟以轻度手法捻针 1 次。出针后以小罐闪火法于刺络部位拔罐，留罐 10 分钟，每日 1 次。

【敷贴】

药物组成：穿山甲、皂角刺、南星、白芥子、姜半夏各等量。

操作：上药研细粉，按囊肿大小取药粉适量，醋调糊状，敷在患

NOTE

处，胶布固定，每日更换。10 天为 1 个疗程。一般连续用药外敷 2 ～ 3 个疗程。

【耳针】

1. 取穴

指、神门、肾上腺、内分泌、皮质下。

2. 方法

（1）毫针法：每次选 3 ～ 5 个穴位，用 75% 乙醇消毒耳郭相应部位，在选好穴位处捻入或插入进针，每隔 10 ～ 15 分钟行针一次，留针 20 ～ 30 分钟，每日或隔日一次，5 ～ 7 天为一个疗程。出针时迅速将毫针拔出，用消毒干棉球轻压针孔片刻，以防出血。

（2）压籽法：每次取一侧耳穴，两耳交替使用。耳郭常规消毒后，用中药王不留行籽贴压在所选穴位上，边贴边按压，贴紧固定，并嘱患者每日按压耳穴 3 ～ 5 次，以加强刺激。隔日换贴 1 次，5 次为 1 个疗程。如对胶布过敏，及时取下，以免造成耳部水肿。

（3）埋针法：常规消毒，把撳针或皮内针刺入上述耳穴，胶布固定。每次针刺一侧耳穴，隔 2 ～ 4 天换针另一侧耳穴，10 次为 1 个疗程。埋针期间不可将埋针处弄湿以防感染，若洗头洗澡应先将撳针或皮内针取出后再洗。疗程间休息 7 天。

第七节　强直性脊柱炎

一、概述

强直性脊柱炎是一种原因不明的慢性进行性自身免疫疾病，有明显的家族发病倾向，目前公认的是属结缔组织阳性疾病。男性多见，且一般较女性严重。发病年龄多在 10～40 岁，以 20～30 岁为高峰。

强直性脊柱炎的发病隐袭，是以中轴关节慢性炎症为主要表现，主要侵犯骶髂关节、脊柱骨突、脊柱旁软组织及外周关节，主要病理改变是肌腱、韧带、关节囊骨附着点炎症，晚期受累关节和关节周围组织钙化、骨化，最终可发生脊柱畸形和关节强直，功能丧失。本病也可累及内脏及其他组织。临床以逐渐出现骶髂关节、脊柱各关节的纤维化及骨性强直为特征，至晚期骨性强直后，病情即不可逆转。

二、类证鉴别

1. 髂骨致密性骨炎

本病多发于青壮年女性、经产妇，主要表现为骶髂关节、腰骶部疼痛，一般为双侧性，症状不严重，没有夜间疼痛和晨僵；实验室检查一般正常，HLA-B27 为阴性；X 线典型表现为髂骨一侧改变，在髂骨沿骶髂关节之中下 2/3 部位有明显的骨硬化区，呈三角形，尖端向上，密度均匀，硬化带边缘整齐与正常骨质分界明显，骶骨侧骨质无改变，关

NOTE

节间隙正常，不侵犯骶髂关节面。

2. 类风湿关节炎

本病表现的疼痛、晨僵、血沉增快易与强直性脊柱炎相混，尤其在早期不易区分。类风湿关节炎主要侵犯四肢关节，中轴关节病变较少，以女性发病多见，关节红肿明显，多次反复，可见类风湿性结节；HLA-B27 为阴性，类风湿因子阳性；X 线以骨质疏松为特征，病变累及骶髂关节时，常为单侧，关节间隙不规则狭窄，但无强直改变。

3. 腰椎间盘突出症

其症状为腰痛和下肢放射痛，多为一侧发病，另一侧正常，下肢放射痛沿坐骨神经走行，腰后伸疼痛加重，患者常有强迫体位；有感觉、运动或括约肌功能障碍等神经根受压体征；血沉正常、HLA-B27 阴性；CT 或 MRI 检查常可明确诊断。

4. 脊柱退行性关节炎

患者多为 50 岁以上老年或重体力劳动者，腰背痛，有时因压缩骨折呈驼背畸形，劳累后疼痛加重，受季节和气候影响，因腰椎退变增生、椎管狭窄出现骶部、下肢放射痛，多为单侧；血沉正常，HLA-B27 阴性；X 线椎体前后、左右增生性改变，可出现类似"竹节样脊柱"，常合并脊柱侧凸，但骶髂关节多正常，胸廓活动不受限；CT 或 MRI 检查可见椎间盘病变，后纵韧带钙化及腰椎管侧隐窝狭窄。

三、适宜技术

【针刺】

1. 治法

活血通经止痛。

2. 取穴

局部穴及足太阳经穴。

肾俞、大肠俞、阿是穴、委中。

3. 操作

毫针常规刺。急性腰痛，痛势剧烈者，阿是穴、委中可用三棱针点刺出血。寒湿腰痛、肾虚腰痛者，可加用灸法。

4. 方义

腰为肾之府，取肾俞可壮腰益肾，祛除寒湿；膀胱之脉，夹脊抵腰络肾，循经远取委中，可通调足太阳经气，即"腰背委中求"之意；阿是穴为局部取穴，与大肠俞同用可以疏导局部经筋络脉之气血。

【艾灸】

艾灸疗法适用于本病早期。

1. 取穴

华佗夹脊穴、阿是穴、肾俞、命门、太溪、秩边、委中。

2. 方法

华佗夹脊穴、阿是穴、肾俞、命门、秩边可选择温和灸或隔姜灸，委中、太溪可选择雀啄灸或回旋灸，督脉脊柱段可选择督灸。轻者每天1次，每穴5～10分钟；重者每日2～3次，每穴5～10分钟。

［按语］

1. 艾灸可以改善脊柱疼痛等症状。

2. 督灸禁忌证：哺乳期或崩漏的女性患者，孕妇；有糖尿病、心血管、肝、肾和造血系统等严重原发疾病、精神病患者及过敏体质、高血压者脊柱关节病合并有其他风湿性心脏病患者及皮损者。

3. 艾灸期间，宜多饮热开水，保持室内通风，少去公共场所。

【推拿】

推拿疗法适用于本病早期，采用滚擦捏脊法。

1. 患者取俯卧位，术者立于一侧，先以一指禅推法在患者脊柱两侧膀胱经相应穴位施术，紧推慢移；继之以滚法操作脊柱两旁，往返治疗3～5次。时间8～10分钟。

NOTE

2.继上势，暴露患者腰背部。术者立于一侧，以肘尖推法自上而下施术于两侧夹脊3～5遍；再以小鱼际擦法直擦督脉及膀胱经，横擦腰骶部，以透热为度。时间3分钟。

3.继上势，以捏脊法自下而上操作腰背部，共3～5次。

4.继上势，术者两手掌重叠自上而下、随患者呼吸而有节律地按压脊柱胸段、腰段、骶髂关节处，反复3～5次；然后一手掌按住腰骶部，另一手抓住脚踝部，使其后伸，双手同时向相反方向完成腰骶、骶髂关节、髋关节的被动后伸。

5.继上势，按住腰骶部的手逐步上移，抓住脚踝的手不变，逐一完成脊柱腰段及胸段的被动后伸，并整复相应节段的关节突关节。时间5分钟。

每次总治疗时间20分钟以内，隔日治疗1次，5次为1个疗程。

> **［按语］**
>
> 1.注意日常生活中脊柱姿势正确，应睡硬板床，并采取仰卧低枕以助脊柱伸直。
>
> 2.本病属慢性进行性疾病，患者在治疗之余应配合相应的功能锻炼。
>
> 3.该法只适用于本病早期的治疗，应正确辨别患者所处的分期，选用相应手法。

【拔罐】

本病采用刺络拔罐法：选取膀胱经及督脉经上相应穴位，每次选取10个穴位，常规消毒，浅刺出血为度，将合适大小的玻璃罐拔于所刺部位，留罐10分钟。每间隔3天操作1次。

【敷贴】

药物组成：生姜、羌活、莪术、丹参、续断、牛膝各等量。

操作：将上药制膏，敷贴于命门、肾俞、大椎、肝俞、脾俞穴，每

NOTE

2 天敷 1 次，每次 6 小时。

【熏蒸】

1. 方法一

药物组成：川乌、草乌、乳香、没药、补骨脂、伸筋草、透骨草、蜂房各 10g，花椒 6g，雷公藤、青风藤、鸡血藤各 15g。

操作：每日 1 剂，清水浸泡 30 分钟后煎煮 20 分钟，滤取药汁 2000mL，放置于中药熏蒸仪，凉至 40℃左右后保温，熏蒸 30 分钟，每天 1 次，连续治疗 4 周为 1 个疗程。

2. 方法二

药物组成：透骨草、红花、徐长卿、姜黄、桂枝各 10g，虎杖、路路通、羌活、苏木 15g，桃仁、海风藤各 15g，伸筋草、细辛、川芎各 20g。

操作：将上药置入熏蒸机中进行煎煮，使之产生蒸汽。熏蒸房内的温度保持在 36 ～ 40℃，蒸气的温度保持在 50 ～ 55℃。嘱患者平卧在熏蒸机上，用蒸气熏蒸其腰背部，每次熏蒸的时间为 30 分钟左右，每天 1 次，连续治疗 3 周为 1 个疗程。

NOTE